DESEMBARCANDO O COLESTEROL

*Saiba tudo sobre
este perigoso inimigo*

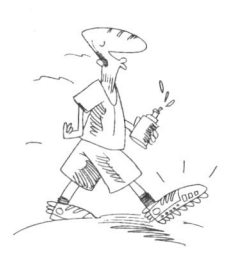

Coleção **L&PM** POCKET/SAÚDE
Editor da série saúde: Dr. Fernando Lucchese

Comer bem, sem culpa – Dr. Fernando Lucchese, José Antonio Pinheiro Machado e Iotti
Desembarcando o Colesterol – Dr. Fernando Lucchese e Fernanda Lucchese
Desembarcando o Diabetes – Dr. Fernando Lucchese
Desembarcando a Hipertensão – Dr. Fernando Lucchese
Desembarcando o Sedentarismo – Dr. Fernando Lucchese e Cláudio Nogueira de Castro
Dieta mediterrânea – Dr. Fernando Lucchese e José Antonio Pinheiro Machado
Fatos & mitos sobre sua saúde – Dr. Fernando Lucchese
Filhos sadios, pais felizes – Dr. Ronald Pagnoncelli
Pílulas para viver melhor – Dr. Fernando Lucchese
Pílulas para prolongar a juventude – Dr. Fernando Lucchese
Viajando com saúde – Dr. Fernando Lucchese

**Dr. Fernando Lucchese
& Fernanda Lucchese**

DESEMBARCANDO O
COLESTEROL

*Saiba tudo sobre
este perigoso inimigo*

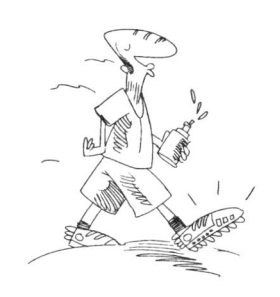

www.lpm.com.br

L&PM POCKET

Coleção **L&PM** Pocket/Saúde vol. 307 (6)

Primeira edição na Coleção **L&PM** POCKET: outubro de 2005
Esta reimpressão: julho de 2007

Capa, projeto gráfico e ilustrações: Marco Cena
Revisão: Jó Saldanha, Renato Deitos e Clóvis Victoria

ISBN 978-85-254-1457-1

L934d   Lucchese, Fernando
             Desembarcando o colesterol / Fernando Lucchese /e/
          Fernanda Lucchese ; ilustrações de Marco Cena. --
          Porto Alegre: L&PM, 2007.
             208 p. : il. : 18 cm. -- (Coleção L&PM Pocket)

             1.Saúde-Colesterol. 2.Lucchese, Fernanda. 3.Cena,
          Marco, il.I.Título. II.Série.

                                         CDU 612.397

Catalogação elaborada por Izabel A. Merlo, CRB 10/329.

© Fernando A. Lucchese e Fernanda Lucchese, 2005

Todos os direitos desta edição reservados à L&PM Editores
Porto Alegre: Rua Comendador Coruja 314, loja 9 - 90220-180
              Floresta - RS / Fone: 51.3225.5777
Pedidos & Depto. comercial: vendas@lpm.com.br
Fale conosco: info@lpm.com.br
www.lpm.com.br

Impresso no Brasil
Inverno de 2007

SUMÁRIO

7 Capítulo 1
Entendendo o colesterol

16 Capítulo 2
Colesterol não dá em árvore

19 Capítulo 3
Fatores que influem sobre os níveis de colesterol do sangue

30 Capítulo 4
Seu metabolismo pode estar traindo você

37 Capítulo 5
Como o colesterol afeta nossas artérias

42 Capítulo 6
Entendendo gorduras saturadas, monossaturadas, poliinsaturadas e trans

56 Capítulo 7
Gorduras boas X Gorduras ruins

64 Capítulo 8
Baixando o colesterol total com mudanças no estilo de vida

66 Capítulo 9
O stress afeta o colesterol?

73 Capítulo 10
Exercício baixa colesterol

78 **Capítulo 11**
Dicas de alimentos que baixam o colesterol

124 **Capítulo 12**
Suplementos nutricionais que baixam o colesterol

136 **Capítulo 13**
Benefícios das bebidas alcoólicas, do vinho, e do suco de uva sobre o colesterol

147 **Capítulo 14**
Medicamentos que reduzem os níveis de colesterol

157 **Capítulo 15**
Dicas para viver muito apesar de seu colesterol alto

161 **Capítulo 16**
Lista de compras de supermercados para auxiliar em sua dieta

170 **Capítulo 17**
Como cozinhar: artifícios para enganar o paladar com ingredientes saudáveis

176 **Capítulo 18**
Perguntas mais freqüentes sobre o colesterol

184 **Capítulo 19**
Glossário

197 **Sobre os Autores**

199 **Sites sobre colesterol**

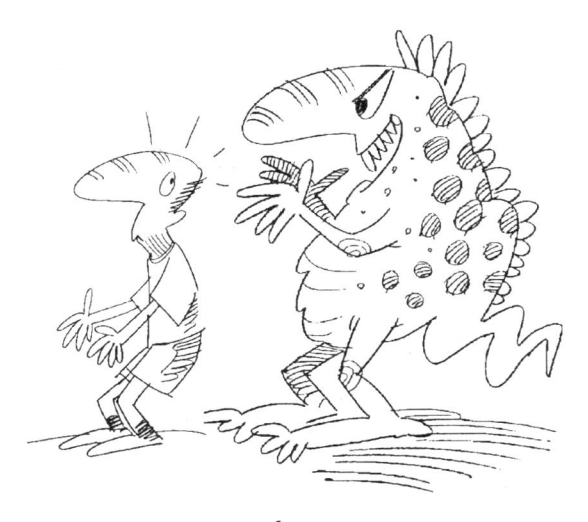

CAPÍTULO 1

Entendendo o colesterol

Colesterol? Que bicho é esse?
Você já parou para pensar? Certamente sabe que é uma substância do sangue que você também ingere com as gorduras animais. Aqui você terá mais informações.

❏ O colesterol é uma substância cerosa, com aspecto amarelado de gordura, que é usada pelo corpo inteiro para que este funcione normalmente.

❏ O corpo produz o colesterol no fígado e o utiliza para produzir hormônios, vitamina D e ácidos biliares que são armazenados na vesícula e ajudam na digestão de gorduras ingeridas na alimentação.

❏ Ele está presente também nas células do corpo. É encontrado nos músculos, cérebro, nervos, pele, fígado, intestino e coração.

❏ Mas só é preciso uma quantidade pequena para suprir essas funções. Se há muito colesterol no sangue, o excesso se deposita nas artérias.

❏ Para você não ficar fazendo fantasias, vamos mostrar a fórmula química desse tal colesterol:

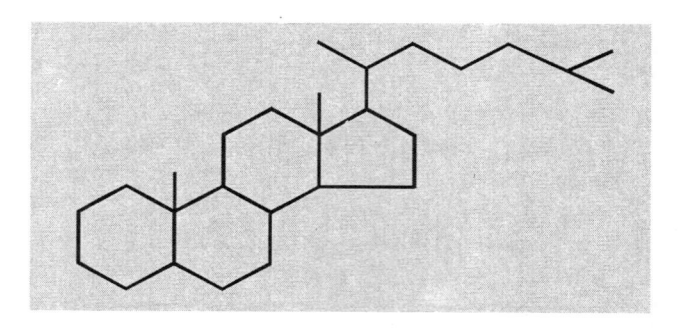

Parece inocente, não?

❏ Portanto, o colesterol é produzido no fígado de seres vivos. Como árvore não tem fígado, colesterol não dá em árvore ou em outros vegetais. Só produtos de origem animal são ricos em colesterol.

❏ O colesterol é insolúvel em líquido, por isso ele circula no sangue pegando carona nas **lipoproteínas.**

❏ Há dois tipos de lipoproteínas. Uma delas leva o colesterol aos tecidos onde ele é necessário, mas, se ele estiver em excesso, também pode abandoná-lo na parede das artérias, onde é pouco ou nada necessário. É o **LDL**, uma lipoproteína desastrada que é também conhecida como colesterol ruim, pois pode provocar infarto e acidentes cerebrais, acumulando-se nas paredes das artérias.

❏ A outra é uma lipoproteína bendita, pois recolhe o colesterol no sangue e o leva até o fígado para ser decomposto. É uma espécie de faxineiro. É o **HDL**, o bom colesterol.

> **Bicho perigoso esse tal de colesterol: ele pode obstruir suas artérias.**

> **Artérias** – *São os condutores do sangue oxigenado pelo corpo. Através delas o sangue sai do coração em cada contração e é ejetado para a periferia. Uma onda de pulso acompanha a sua passagem pelos vários órgãos. Onde existe acesso a uma artéria podemos sentir seu pulso: no pescoço, nos braços, nas virilhas, por exemplo. (Atenção! As veias podem estar salientes nos braços e pernas mas não pulsarem.)*

❏ O acúmulo nas artérias de colesterol LDL ruim e de outras gorduras termina causando obstruções, progressivamente mais graves.

❏ No coração a obstrução progressiva das artérias coronárias provoca a angina e o infarto.

❏ No cérebro, ao obstruírem-se, as artérias deixam de irrigar determinada área que se torna **isquêmica**, quer dizer, com pouco sangue.

- Dependendo da importância da área afetada no cérebro, poderemos ter um acidente vascular cerebral de conseqüências variadas.
- Os sintomas de um acidente vascular cerebral podem variar de uma rápida perda de força em um membro até o coma irreversível.

Você deve saber

Derrame cerebral *é a denominação popular para acidentes vasculares cerebrais causados por ruptura de algum vaso do cérebro seguida de hemorragia. São situações sempre graves.*

Trombose cerebral *é o que ocorre ao obstruir-se um vaso cerebral com perda da irrigação em determinada área do cérebro. As conseqüências são proporcionais à importância da área afetada.*

Ambas as situações têm a ver com a aterosclerose das artérias, ou seja, com o depósito de gordura (LDL) que engrossa ou fragiliza as suas paredes.

Angina e infarto:
o que são e o que sabemos sobre eles?

- O acúmulo de gordura nas artérias coronárias que irrigam o músculo cardíaco vai progressivamente limitando a passagem de sangue para o coração. As coronárias são as artérias mais vulneráveis. **São**

chamadas coronárias, pois circundam o coração como se fossem uma coroa.

❑ A partir do momento em que se reduz entre 50 e 70% o diâmetro da artéria, o fluxo de sangue já começa a provocar isquemia (falta de sangue) na área afetada.

❑ Ocorre, então, a **angina**, dor no peito que indica que há músculo cardíaco em sofrimento.

❑ A obstrução total da artéria provoca a morte do músculo existente na região afetada (necrose). É o **infarto do miocárdio**.

❑ Músculo infartado ou morto não volta a funcionar, pelo contrário, transforma-se em uma cicatriz que atrapalha a contração do resto do coração que não foi afetado.

❑ Segundo estudo feito na cidade de Framingham, nos Estados Unidos, o risco de ocorrência de doença coronária é maior em pessoas que possuem níveis de colesterol total maiores de 150mg/dL.

❑ Em 1984, um estudo da "Lipid Research Clinics" confirmou que diminuindo os níveis de colesterol total e LDL há menor probabilidade de ocorrer ataque cardíaco e doenças coronárias.

❑ Outro estudo feito na Escócia chamado *West of Scotland Coronary Prevention Study* (WOSCOPS), em 1995, mostrou que o uso de remédio para reduzir os níveis de colesterol e uma dieta com menos ingestão de colesterol, em homens com níveis de colesterol total de 249mg/dL a 295mg/dL, diminuiu os níveis de colesterol total em 20% e os níveis de LDL (ruim) em 26%. Comprovou-se também, nesse estudo, a redução de ocorrência de ataques cardíacos não-fatais em 30%, o número de cirurgias de ponte e angioplastia se reduziram em 37%, e as mortes causadas por doenças cardiovasculares diminuíram 32%.

❑ Estudos como o *Air Force/Texas Coronary Artherosclerosis Prevention Study* (AFCAPS/TexCAPS) também mostraram que homens, mulheres e idosos com o colesterol baixo, se ingerirem menos colesterol na alimentação, podem reduzir o risco de ocorrência de evento coronário em 37%.

❑ Todas as séries de pesquisas com estatina (remédio usado para baixar o colesterol, como você verá mais adiante) resultaram em:

✓ **diminuição do colesterol total e do LDL;**

✓ **conseqüentemente, redução da chance de ocorrer ataque cardíaco;**

✓ **redução da necessidade de ponte de safena ou angioplastia;**

✓ **diminuição do número de mortes causadas por doença coronária.**

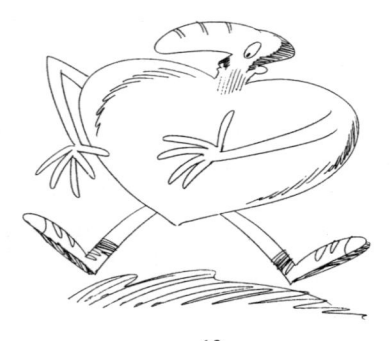

O que significam os números do colesterol?

❑ Todos nós, a partir dos 20 anos, devemos ter nosso colesterol medido pelo menos uma vez a cada cinco anos. Depois dos 40, a verificação deve ser anual. Se houver alguma alteração, deve-se medi-lo a cada 3-4 meses para observar a eficiência da dieta ou do tratamento.

❑ É melhor fazer um exame de sangue chamado **"perfil lipoprotéico"** para descobrir os seus índices de colesterol. Este teste é feito após 9 a 12 horas de jejum e informa sobre o seu:

- **Colesterol total;**
- **LDL, colesterol ruim;**
- **HDL, colesterol bom;**
- **Triglicérides.**

❑ Se não for possível fazer o perfil lipoprotéico, ou se o seu exame não mostra os valores de LDL, sabendo o seu nível de colesterol total, HDL e triglicérides, você pode ter uma idéia geral sobre os seus níveis de colesterol LDL através da seguinte fórmula:

$$\text{LDL colesterol ruim} = (\text{Colesterol total} - \text{HDL}) - (\text{Triglicérides}/5)$$

❑ Se o seu colesterol total é 200mg/dL (miligramas de colesterol por decilitro de sangue) ou mais, ou se o seu HDL é menor do que 40mg/dL, você precisa fazer um perfil lipoprotéico.

Observe abaixo os números do colesterol e compare aos seus:

Nível de colesterol total (mg/dL)	Categoria
Menos de 200	Desejável
200-239	Limite alto
240	Alto
Nível de colesterol LDL (ruim) (mg/dL)	**Categoria do colesterol LDL**
Menos de 100	Ótimo
100-129	Acima do nível ótimo
130-159	Limite alto
160-189	Alto
190 e acima	Muito alto
Nível de colesterol HDL (bom) (mg/dL)	**Categoria do colesterol HDL**
Menos de 40	Baixo
40 a 59	Quanto mais alto melhor
60 ou mais	Ótimo

- O HDL bom protege contra doença cardíaca, portanto os seus números altos são favoráveis.

- Um nível abaixo de 40mg/dL de HDL é baixo e é considerado um dos principais fatores de risco para desenvolver doença cardíaca.

- Níveis de 60mg/dL ou mais ajudam a diminuir o risco de doença cardíaca.

- Triglicérides em níveis altos também podem aumentar o risco de doença cardíaca. Algumas pessoas com níveis dentro do limite alto (150-199mg/dL) ou muito alto (200mg/dL ou mais) podem precisar de tratamento.

Para não tornar este livro chato, não usaremos mais "mg/dL" (miligramas por decilitro) após os números do colesterol.

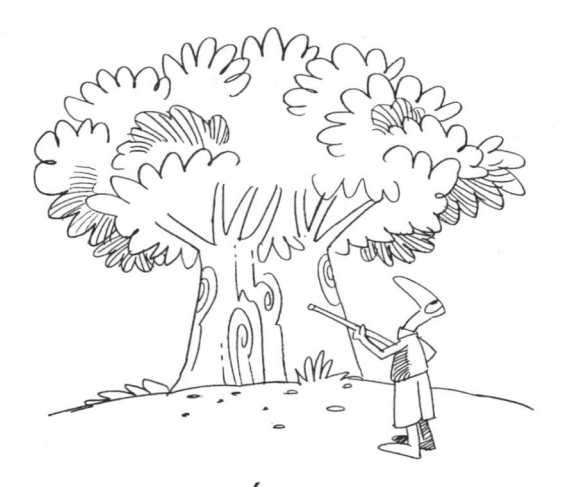

CAPÍTULO 2
Colesterol não dá em árvore

> O colesterol que ingerimos está em vários produtos da natureza. Você deve conhecê-los para poder controlar a quantidade diária que ingere. Mesmo que você coma pequena quantidade de colesterol, seu fígado se encarrega de produzir o resto.

❑ O fato dos rótulos de azeite, hoje em dia, dizerem "sem colesterol" é uma forma de marketing para vender mais o produto. O colesterol, na verdade, é produzido no fígado dos seres vivos. Como o azeite é vegetal, não há como haver colesterol nele!

- ❏ Então, os alimentos que podem aumentar o colesterol são provenientes de animais, como os ovos da galinha, a carne de gado etc.
- ❏ A gordura animal contém muito colesterol. As gorduras vegetais não contêm.
- ❏ A gordura animal está geralmente em estado sólido e se chama gordura *saturada*.
- ❏ A gordura visível nos alimentos é sempre gordura saturada. Mas às vezes você não a vê porque está no meio das fibras.
- ❏ A gordura saturada é, geralmente, animal, mas existe uma exceção: gordura do coco.

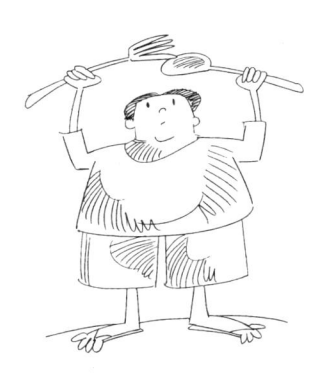

- ❏ A gordura vegetal é, geralmente, líquida, sendo chamada de gordura *insaturada*.
- ❏ O conceito de saturação é unicamente bioquímico. Uma gordura insaturada é aquela cuja cadeia de átomos de carbono dispõe de radicais abertos. A saturada tem todos os espaços preenchidos. Você saberá mais sobre isso nos próximos capítulos.

- A gordura insaturada é convertida, pelo calor da fritura, em saturada. O calor modifica a estrutura das moléculas do óleo, dando-lhes uma nova configuração.

- A estrutura da gordura saturada tem forma de blocos, e a da gordura insaturada apresenta-se como uma rede. A capacidade dos blocos de se moverem no organismo é menor do que a das redes, o que gera acúmulo de gordura e colesterol.

- A ingestão de gorduras saturadas é mais nociva do que a do colesterol em estado mais puro, da gema do ovo, por exemplo.

- Por quê? Porque as gorduras saturadas estimulam o fígado a produzir mais colesterol, dificultando a sua remoção.

- Ao contrário, a ingestão de colesterol em estado mais puro inibe a sua produção pelo fígado.

- **Colesterol endógeno** é o produzido pelo fígado. **Colesterol exógeno** é o que vem de fora, através da alimentação.

- A quantidade absorvível de colesterol exógeno não passa de 300mg por dia. Isso corresponde a pouco mais de uma gema de ovo ou a um bife de carne bovina de tamanho médio.

- Por isso a limitação do consumo de ovos a 4 por semana para quem tem colesterol normal e a 1 por semana para quem tem colesterol alto. Isso segundo a Associação Americana de Cardiologia.

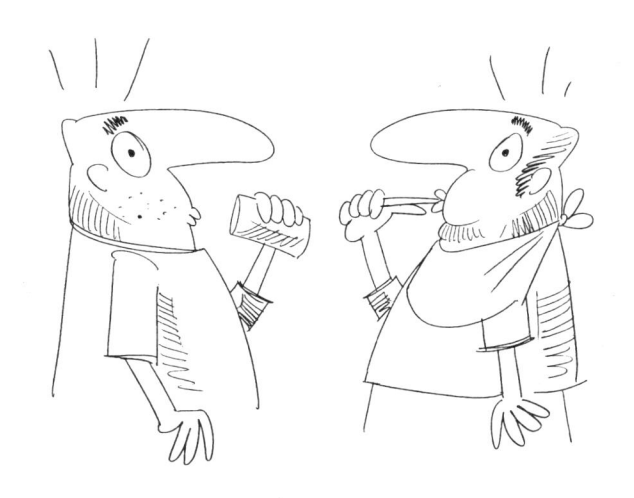

CAPÍTULO 3
Fatores que influem sobre os níveis de colesterol do sangue

Você já sabe o que é colesterol, sabe que ele é produzido em seu fígado, que também tem a tarefa de removê-lo. Às vezes, seu fígado o produz demais ou remove de menos, então ele se eleva no sangue com conseqüências desastrosas. Mas há outros fatores que influem no aumento de sua concentração.

O que se come

- Obviamente, nosso nível de colesterol no sangue está intimamente relacionado com o que comemos.

Stress

- O stress a longo prazo pode elevar os níveis de colesterol de várias formas. Por exemplo, pode modificar nossos hábitos alimentares e provocar compulsão pelos alimentos ricos em gordura.

- O stress também ativa o metabolismo das gorduras, levando ao aumento do colesterol produzido pelo fígado (chamado "endógeno", como vimos).

- O stress também pode aumentar a pressão arterial, agravando assim as conseqüências do colesterol LDL elevado, ao aumentar sua deposição nas paredes das artérias.

Atividade física/exercício

- Exercício físico regular pode baixar o colesterol ruim, o LDL, e aumentar o colesterol bom, o HDL.

O que se bebe

- O consumo de bebidas alcoólicas, em pequenas quantidades diárias, pode aumentar o HDL, mas não está provado que baixe o colesterol ruim, LDL.

- Mas não há certeza de que o consumo de bebida alcoólica diminua o risco de doenças cardíacas. O que está provado é que o excesso pode causar danos ao fígado e ao músculo cardíaco, além de aumentar a pressão arterial e os triglicérides.

- ❏ Por causa desses riscos, não se deve ingerir bebidas alcoólicas para a prevenção de doença cardíaca.

- ❏ O vinho tem características diferentes das demais bebidas alcoólicas e será discutido em capítulo específico, mais adiante. É a principal exceção da regra acima, especialmente por conter pequena quantidade de álcool, além de possuir outras substâncias benéficas, como os flavonóides.

Peso

- ❏ Com o excesso de peso, os níveis de colesterol LDL tendem a elevar-se. O excesso de gordura é depositado no corpo como triglicérides. São as dobrinhas (pneuzinhos) e a protuberância do abdômen que todos nós temos a tendência de acumular, após certa idade.

- ❏ Com a perda de peso, diminuem os triglicérides e aumenta a produção do colesterol bom, o HDL.

Hereditariedade

Meu avô, meu pai e agora eu. Por que eu?

- ❏ Os níveis do colesterol ruim, ou LDL, podem ser influenciados geneticamente.

- ❏ Os gens afetam a velocidade com que o LDL é produzido e removido do sangue.

- ❏ A tendência herdada da família para o colesterol alto se chama **hipercolesterolemia familiar**.

- ❏ Muitas vezes, quem tem esta genética desenvolve problemas cardíacos precocemente.

- Mesmo que não se tenha herdado essa tendência de colesterol total elevado, a genética pode influir especificamente no nível do colesterol LDL.

Idade e sexo

De olho no colesterol: da infância à velhice.

- As crianças desde o nascimento apresentam os melhores índices de correlação entre colesterol total e colesterol bom, o HDL, chegando muitas vezes a ter o colesterol bom acima de 80.
- Pode haver casos de crianças com colesterol alto por obesidade, fatores genéticos e outros.
- Jovens têm colesterol geralmente em níveis normais.
- Depois dos 40 anos, há tendência na queda do colesterol bom e no aumento do colesterol total.
- Mulheres tendem a apresentar menor colesterol total e HDL mais alto, mesmo após os 40 anos.
- Mulheres têm, geralmente, HDL mais alto do que os homens. Depois da menopausa, no entanto, a tendência é ambos disputarem níveis mais altos de colesterol total.

Índice colesterol total/HDL

Dividindo-se o colesterol total pelo HDL, teremos um número mágico. Acima de 5, ele significa problemas. Quanto menor do que 5, melhor.

- ❏ Os níveis de colesterol total em homens e mulheres seguem aumentando até os 60-65 anos.

- ❏ Com a idade, parece haver uma progressiva inabilidade do fígado em remover o colesterol circulante, ao mesmo tempo em que sua produção permanece a mesma.

Determinando seu nível de risco de doenças cardiovasculares

Marque quantas opções se aplicam a você:

☑ Fumo.

☑ Pressão arterial alta (140/90mmHg ou maior ou tomando medicação para pressão alta).

☑ Baixo colesterol HDL, bom (menos de 40).

☑ Histórico familiar de doença cardíaca precoce (pai ou irmão vítimas de doença cardíaca antes dos 55; doença cardíaca na mãe ou irmã antes dos 65.

☑ Idade (homem – 45 anos ou mais; mulheres – 55 anos ou mais).

☑ Sedentarismo.

☑ Obesidade.

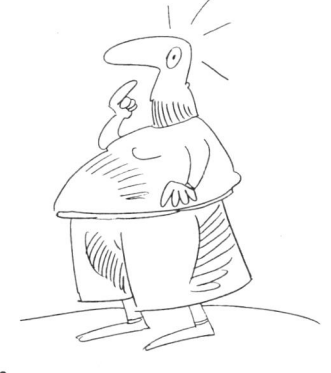

- "Para reduzir os riscos de doença cardíaca ou mantê-los baixos, é muito importante controlar qualquer outro tipo de fatores de risco que você tenha, como pressão arterial alta, fumo, etc."
- Há mais de 70 anos um estudo monitora os habitantes de Framingham, uma cidade próxima de Boston, Estados Unidos. Foi lá que aprendemos quase tudo sobre os fatores de risco enumerados acima. O importante é definir o seu escore de risco de acordo com o estudo de Framingham.

Idade

Homens		Mulheres	
Idade (anos)	Pontos	Idade (anos)	Pontos
20-34	-9	20-34	-7
35-39	-4	35-39	-3
40-44	0	40-44	0
45-49	3	45-49	3
50-54	6	50-54	6
55-59	8	55-59	8
60-64	10	60-64	10
65-69	11	65-69	12
70-74	12	70-74	14
75-79	13	75-79	16

HDL

Homens		Mulheres	
HDL (mg/dL)	Pontos	HDL (mg/dL)	Pontos
≥ 60	-1	≥ 60	-1
50-59	0	50-59	0
40-49	1	40-49	1
< 40	2	< 40	2

Colesterol

Homens					
Colesterol total (mg/dL)	Pontos 20-39 anos	Pontos 40-49 anos	Pontos 50-59 anos	Pontos 60-69 anos	Pontos 70-79 anos
< 160	0	0	0	0	0
160-199	4	3	2	1	0
200-239	7	5	3	1	0
240-279	9	6	4	2	1
≥ 280	11	8	5	3	1
Mulheres					
Colesterol total (mg/dL)	Pontos 20-39 anos	Pontos 40-49 anos	Pontos 50-59 anos	Pontos 60-69 anos	Pontos 70-79 anos
< 160	0	0	0	0	0
160-199	4	3	2	1	1
200-239	8	6	4	2	1
240-279	11	8	5	3	2
≥ 280	13	10	7	4	3

Tabagismo

Homens	Pontos 20-39 anos	Pontos 40-49 anos	Pontos 50-59 anos	Pontos 60-69 anos	Pontos 70-79 anos
Não-fumante	0	0	0	0	0
Fumante	8	5	3	1	1
Mulheres	Pontos 20-39 anos	Pontos 40-49 anos	Pontos 50-59 anos	Pontos 60-69 anos	Pontos 70-79 anos
Não-fumante	0	0	0	0	0
Fumante	9	7	4	2	1

Pressão Arterial

Homens		
PA sistólica (mmHg)	Se não tratada	Se tratada
<120	0	0
120-129	0	1
130-139	1	2
140-159	1	2
≥160	2	3
Mulheres		
PA sistólica (mmHg)	Se não tratada	Se tratada
<120	0	0
120-129	1	3
130-139	2	4
140-159	3	5
≥160	4	6

Calcule o seu valor de risco:

Veja o valor que corresponde as suas características e o escore correspondente de acordo com o seu sexo. Por exemplo, um homem com 59 anos possui 8 pontos de risco.

E some todos os valores obtidos em cada tabela:

Idade + Colesterol Total + HDL-C + PAS

+ Fumo = ___ pontos de risco.

Na tabela a seguir, compare a sua pontuação total com a equivalente porcentagem de risco de doença cardíaca em 10 anos.

SOMA DE PONTOS/DEFINIÇÃO DO RISCO

Homens		Mulheres	
Pontos totais (%)	Riscos em 10 anos (%)	Pontos totais	Risco em 10 anos (%)
<0	<1	<9	<1
0	1	9	1
1	1	10	1
2	1	11	1
3	1	12	1
4	1	13	1
5	2	14	2
6	2	15	2
7	3	16	3
8	4	17	4
9	5	18	5
10	6	19	6
11	8	20	8
12	10	21	11
13	12	22	14
14	16	23	17
15	20	24	22
16	25	25	27
≥17	≥30	≥25	≥30

Use o seu histórico médico, número de fatores de risco e escores de Framingham para identificar o seu risco de desenvolver uma doença cardíaca na tabela a seguir:

Se você tiver	Você está na categoria
Doença cardíaca em familiares, diabetes, ou escore de risco acima de 20%.*	I. Altíssimo risco.
2 ou mais fatores de risco ou escore de risco de 10-20%.	II. Alto Risco.
2 ou mais fatores de risco ou escores de risco menores de 10%.	III. Risco moderado.
0 ou 1 fator de risco.	IV. Risco baixo a moderado.

*Quer dizer que 20 pessoas de 100 nesta categoria deverão ter ataque cardíaco em 10 anos.

Minha categoria de risco é _____.

> **Baixando o seu colesterol total, espera-se diminuir o nível de LDL o suficiente para que o seu risco de desenvolver doença cardíaca ou ter um ataque cardíaco se reduza. Quanto maior o nível de risco, menor o nível de LDL que se deve atingir. Para alcançar um nível desejável de LDL, leia o texto da categoria em que você se encaixa abaixo.**

Categoria I
Altíssimo risco – *O seu LDL desejável é menor do que 100. Se o seu LDL é maior do que 100, você vai precisar iniciar: 1) dieta; 2) mudança de estilo de vida. Se o seu LDL é 130 ou maior, você precisará além disso começar tratamento com medicamento. Mantenha o LDL o mais baixo possível.*

Categoria II
Alto risco – *O nível de LDL a alcançar é de menos de 130. Se o seu LDL é de 130 ou mais, você precisa começar o tratamento com a dieta. Se o seu LDL está acima de 130 depois de 3 meses fazendo dieta, você pode precisar de um tratamento com medicamento para baixá-lo.*

Categoria III
Risco moderado – *A sua meta é alcançar um LDL inferior a 130. Se o seu LDL está 130 ou acima, você precisará começar dieta. Se o seu LDL é de 130 ou mais depois de 3 meses de dieta, você pode precisar de um tratamento com medicamento.*

Categoria IV
Risco baixo a moderado – *A sua meta para o nível de LDL é de no máximo 160. Se o seu LDL está acima de 160, você precisará iniciar uma dieta. Se o LDL persistir em 160 após 3 meses de dieta, você pode precisar de um tratamento com medicamento.*

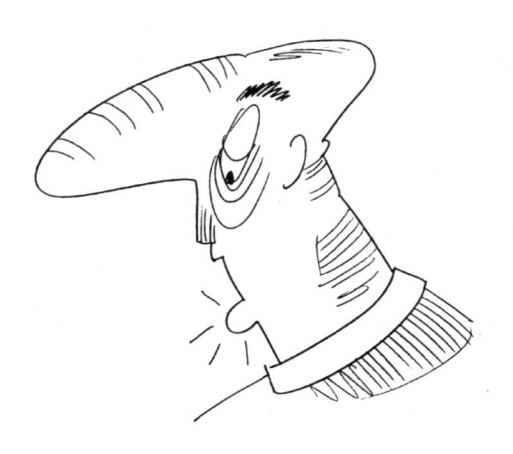

CAPÍTULO 4
Seu metabolismo pode estar traindo você

> **Sua tireóide pode estar aumentando o seu colesterol**

- ❏ A glândula tireóide, localizada na garganta, desempenha um papel muito importante na manutenção da saúde e das funções vitais. Essa glândula relativamente pequena produz o hormônio que influi em cada célula, tecido e órgão do corpo, regulando o metabolismo e intervindo sobre o batimento cardíaco, a energia física, o humor etc.

- ❏ Em um grande estudo para determinar a incidência de problemas na tireóide, médicos viram que só nos

Estados Unidos devem existir mais de 13 milhões de pessoas com problemas na tireóide, metade delas sem saberem disso. Em mulheres, o hipotireoidismo não tratado pode não só causar doença cardíaca como também osteoporose e infertilidade. Uma mulher a cada 8 irá desenvolver problema na tireóide durante sua vida. Ao chegar aos 60 anos, mais de 20% das mulheres terão algum problema na tireóide.

❏ Os sintomas incluem fadiga, depressão, falta de memória, ganho de peso sem explicação e irregularidades na menstruação. "É como se o freio de mão estivesse puxado", diz uma paciente sofrendo de hipotireoidismo.

❏ O seu impacto na doença cardíaca tem ficado mais evidente nos últimos anos. Como a tireóide produz menos hormônios, os níveis de colesterol aumentam. Mesmo comendo de forma saudável, as pessoas podem apresentar colesterol elevado por terem uma tireóide menos ativa, às vezes sem saberem. Se a glândula da tireóide for inativa, uma dose diária de hormônio adicional pode ser tomada sem efeitos colaterais ou reações adversas. Na verdade, aqueles que começam a ser medicados se sentem muito melhor em pouco tempo. Dormem melhor, têm mais energia, ficam menos irritados e podem até perder uns quilos ou centímetros indesejados.

Homocisteína, este inimigo você não conhecia

❏ Homocisteína é um aminoácido que faz parte das proteínas, cuja concentração no sangue pode elevar-se provocando doença arterial semelhante à causada pelo colesterol.

- Este inimigo foi identificado 30 anos atrás, quando uma criança desenvolveu aterosclerose severa, diagnosticado em necropsia, e foram encontrados níveis altos de homocisteína em seu sangue, devido a um grave problema genético. Porém, essa informação permaneceu obscura e os cardiologistas só passaram a valorizá-la há poucos anos. O estudo que esclareceu o assunto foi feito em 271 médicos, constatando-se que entre os 5% portadores de níveis mais altos de homocisteína ocorreram 3 vezes mais ataques cardíacos. Hoje vários estudos mostram que a concentração de homocisteína no sangue é 30% mais alta em quem desenvolve doença arterial coronária ou cerebral.

- Ficou evidente que a causa do acúmulo de homocisteína no sangue é a deficiência de vitamina B6, de ácido fólico e de vitamina B12, todas do complexo B, encontradas principalmente em vegetais. A falta de ingestão, ou uma inabilidade genética em absorvê-las no organismo, ou a deficiência de absorção adquirida com o avanço da idade são as causas mais comuns. Tais vitaminas facilitam o metabolismo das proteínas e a falta delas ou seu metabolismo inadequado termina por permitir o acúmulo de homocisteína no sangue.

- Existem dezenas de estudos correlacionando níveis altos de homocisteína (acima de 12mcmol/L) com infarto e derrame cerebral. A homocisteína é, isoladamente, um fator de risco de formação de placas de gordura nas artérias, mas pode potencializar outros fatores de risco, como o fumo, a hipertensão e o colesterol elevado.

- Suspeita-se também de seu envolvimento na evolução de outras doenças degenerativas, como a doença de Alzheimer. Também é reconhecido um componente genético que permite dizer que filhos de infartados têm níveis mais altos de homocisteína no sangue e, por isso, também podem ter problemas futuros.
- **Como a homocisteína age nas artérias?** De várias formas. Além de estimular o crescimento excessivo das células musculares da parede arterial, ela atua também no endotélio, que é o tapete de células que reveste internamente os vasos, fazendo contato direto com o sangue. No endotélio, ela estimula o crescimento das placas de gordura, provocando até a sua ruptura e a formação de um coágulo que obstrui subitamente a artéria. Sua forma de atuar se parece muito com a do colesterol. **Hoje já se aceita que pelo menos 10% dos casos de infarto se devam à homocisteína alta e não ao colesterol alto.**
- A boa notícia é que este novo inimigo do coração e do cérebro é facilmente vencido. Basta ingerir diariamente o trio vitamínico B6, B12 e ácido fólico em quantidade suficiente. Principalmente, através de frutas e verduras. Feijão e lentilha também funcionam. Mas para normalizar os níveis mais altos de homocisteína seria necessário comer um caminhãozinho de verduras por dia, o que não é prático. **Por isso, suplementos diários de ácido fólico (800mcg), vitamina B6 (2mg) e B12 (6mcg) são suficientes para normalizar a homocisteína na maioria dos casos.**
- **Os níveis sangüíneos desejados são menores do que 12mcmol/L.**

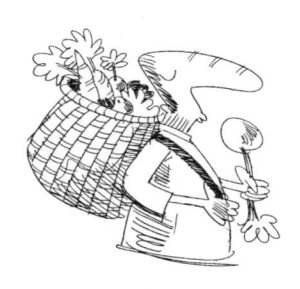

Proteína C reativa, uma novidade mais importante do que o colesterol

❑ Você não sabe qual é o seu nível de proteína C reativa no sangue? Mas deveria. E vou fazer uma previsão. Daqui a algum tempo, seu médico lhe pedirá esse exame. Isso porque estudos feitos com mais de 85 mil pessoas que tiveram infarto mas com colesterol normal revelaram que elas apresentavam inflamação nas paredes das artérias do coração.

❑ Hoje se sabe que a aterosclerose, responsável pela oclusão das artérias, é um processo inflamatório. O sistema imunológico, ao detectar inflamação em algum lugar, manda imediatamente um verdadeiro exército para combatê-la. São glóbulos brancos, enzimas etc. O fígado produz em maior quantidade uma proteína chamada C reativa (PCR), que passa a circular no sangue em busca do local inflamado. Um foco infeccioso em um dente, por exemplo, também pode fazer subir os níveis dessa proteína no sangue.

❑ Mas o Dr. Ridker, em Boston, conseguiu reunir informações preciosas correlacionando o aumento de proteína C reativa no sangue com a progressão de placas de gordura inflamadas nas artérias, inclusive antecipando a ocorrência de infartos em 6 a 8 anos. Ele descobriu que indivíduos com PCR elevada têm até 3 vezes mais infartos e 2 vezes mais derrames.

❑ Depois de um extenso estudo com 28 mil mulheres, o Dr. Paul Ridker conseguiu provar que quem tem níveis altos de PCR e LDL (mau colesterol) apresenta os mais altos índices de infarto e derrame. Mas PCR alto, mesmo com colesterol LDL normal, ainda é um indicador de possível infarto futuro. No entanto, PCR baixo, mesmo com LDL alto, não indicou maior número de infartos. Portanto, a proteína C reativa é mais importante para predizer um infarto do que o próprio LDL.

❑ Coincidentemente, os obesos, os diabéticos e os hipertensos, mais propensos a ataques cardíacos, são também os que têm níveis mais altos de PCR.

❑ Por isso, o PCR deve ser medido junto com o colesterol para completar as informações necessárias à prevenção do ataque cardíaco.

❑ Por todas essas, seu médico deve estar lhe solicitando este exame proximamente. Os resultados da PCR pela técnica ultra-sensível indicam índices menores do que 1,1mg/ml como normais.

Síndrome metabólica, vários inimigos reunidos tentando destruí-lo

❑ Para assustá-lo ainda mais, informo a você que existe um transtorno metabólico complexo, muito comum após os 50 anos, caracterizado pela deposição abdominal de gordura e pelo aumento da glicose no sangue por resistência à ação da insulina. É a chamada **síndrome metabólica**. O portador da síndrome metabólica tem risco de ataque cardíaco e de derrame 3 vezes maior do que os indivíduos normais, e risco de vida é 1,5 maior.

Os componentes deste exército inimigo são os seguintes:

Obesidade abdominal (cm)	
Homens	mais do que 102 de circunferência abdominal
Mulheres	mais do que 88 de circunferência abdominal
Triglicérides (mg/dL)	acima de 150
HDL, colesterol bom (mg/dL)	
Homens	menor do que 40
Mulheres	menor do que 50
Pressão arterial (mmHg)	igual ou maior do que 130/85
Glicose (mg/dL)	maior do que 110

Como você já pôde perceber, são vários inimigos reunidos tentando destruí-lo. Você deve combatê-los um a um para viver mais tempo.

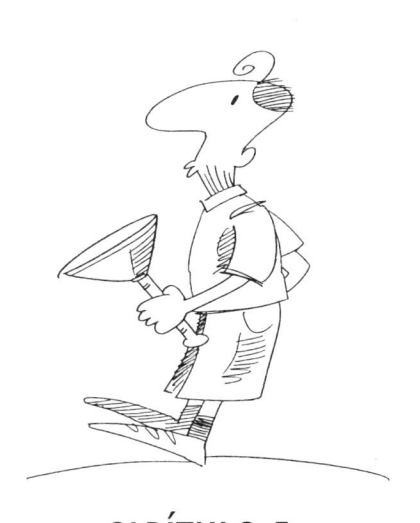

CAPÍTULO 5

Como o colesterol afeta nossas artérias

> **Já sabemos que o colesterol em excesso é o inimigo. Mas que armas ele usa? Como ataca?**

- ❑ Nossos órgãos mais vulneráveis são nossas artérias. É justamente aí que o colesterol ataca.

- ❑ Na realidade, o ponto fraco do nosso organismo é a camada de células que reveste internamente nossas artérias: **o endotélio**.

- ❑ O endotélio é um tapete de células que forra a parte interna dos vasos. É uma célula ao lado da outra em uma única camada, mas extremamente ativa em produzir substâncias importantes que evitam a **coagulação do sangue** circulante ou que provocam a coagulação quando o vaso se rompe.

❑ Se conseguíssemos "varrer" todas as nossas artérias e fazer um "pacote" com as células do endotélio, teríamos 3 a 4kg de células, não mais do que isso.

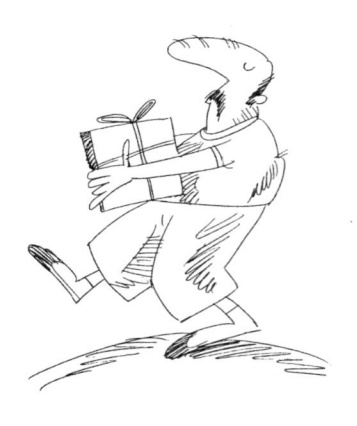

❑ Pois esse pequeno pacote, quando não funciona bem, permite que as gorduras acumulem-se nas artérias e que a aterosclerose ataque e obstrua essas artérias, provocando lesões cardíacas e cerebrais fatais.

❑ O endotélio é um dos órgãos mais importantes do corpo humano, pois é responsável por provocar metade das mortes atualmente.

❑ A **aterosclerose**, essa epidemia que afeta nossas artérias, é responsável por mais de um milhão de mortes anuais nos Estados Unidos. Ou seja, uma cidade pouco menor que Porto Alegre desaparece a cada ano por lá, por causa dessa doença. É no endotélio que essa doença se estabelece.

❑ Aqui no Brasil são mais de 600 mil mortes, ou seja, uma Ribeirão Preto que se vai a cada ano.

É impressionante, não?

1 – Tudo começa com o endotélio

❑ Muitos estudos apontam o mau funcionamento do endotélio como o responsável pelo início do processo de aterosclerose.

❑ Essa "disfunção" é induzida pelos fatores de risco (fumo, hipertensão, stress, colesterol elevado, sedentarismo), e caracteriza-se por uma inflamação no local atingido, no interior da artéria.

❑ Esta lesão inicial ocorre geralmente nos pontos mais vulneráveis, onde o fluxo sangüíneo está alterado: nas bifurcações, por exemplo.

2 – O LDL entra em ação

❑ O LDL penetra no endotélio e nas paredes da artéria nos pontos em que ela se encontra vulnerável.

❑ Pelo fato de a molécula de LDL carregar mais colesterol na corrente sangüínea, ela é mais facilmente "abocanhada" pelas células responsáveis pelo combate a corpos estranhos e inflamações em todo o organismo.

❑ O LDL intensifica a inflamação nas artérias, agora com a participação dos glóbulos brancos do sangue, um verdadeiro exército de defesa.

- O LDL, já dentro das células de defesa, inicia uma cadeia química produzindo **radicais livres**, e se oxidando. Progressivamente, essas células degeneram transformando-se em depósitos de gordura chamados "células espumosas".

- Segundo se sabe hoje, o acúmulo de LDL nessas células de defesa inicia toda a cadeia de eventos da aterosclerose. Se pudéssemos impedir a oxidação do LDL, seria reduzido o risco de desenvolver o endurecimento das artérias (ou aterosclerose).

3 – A parede da artéria responde à agressão

- Células musculares da camada média da parede da artéria vêm em socorro ao endotélio e produzem substâncias que terminam por piorar as coisas.

- É nesse ponto que se inicia o processo de obstrução da artéria, passando a placa a se salientar em seu interior.

4 – O vulcão explode. Um coágulo se forma sobre o endotélio lesado

- Finalmente o vulcão explode. O endotélio apresenta no local uma verdadeira ferida exposta ao sangue.

- Sobre essa área depositam-se plaquetas e forma-se um trombo, ou coágulo, que termina por obstruir o vaso.

- Se for em uma artéria do coração, ocorre um infarto.

- Se for em uma artéria cerebral, ocorre uma trombose, um acidente vascular.

RADICAIS LIVRES

São agentes do nosso organismo que provocam a oxidação das células, participando ativamente em nosso processo de envelhecimento e desencadeando o mecanismo de geração de aterosclerose. São toxinas que o organismo descarrega na circulação e que terminam por agredir nossas artérias.

ANTIOXIDANTES

São substâncias que reduzem o processo de oxidação (ou captação de oxigênio) e reduzem a atividade dos radicais livres, que fazem parte do processo de envelhecimento. Cientistas acreditam que por isso os antioxidantes podem ajudar a prevenir algumas doenças, inclusive a aterosclerose. E podem estancar os danos celulares causados pelos radicais livres. Além disso, podem ajudar a aumentar o colesterol HDL (bom) e baixar o LDL, que entope as artérias.

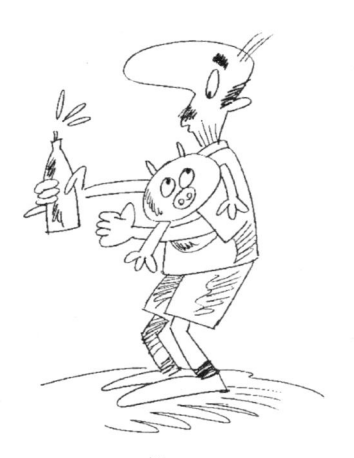

CAPÍTULO 6

Entendendo gorduras saturadas, monossaturadas, poliinsaturadas e trans

Todos sabem o que são gorduras. Mas o importante é saber que elas são necessárias para o nosso organismo.
São substâncias não solúveis em água, componentes essenciais das células, responsáveis pela absorção de algumas vitaminas e pelo isolamento térmico do organismo. São também fonte de energia de reserva para alguma necessidade. O organismo se previne armazenando energia em forma de gorduras.

- As gorduras sólidas e os óleos líquidos são chamados de ácidos graxos.
- As gorduras são geralmente formadas por ácidos graxos ligados quimicamente ao glicerol para formar glicerídeos. Três ácidos graxos ligados ao glicerol formam os triglicérides.
- Quase 95% da gordura depositada no organismo é triglicéride, restando 5%, que são formados pelo colesterol e por outros glicerídeos.
- Os termos ácidos graxos e triglicérides serão usados alternadamente, pois do ponto de vista nutricional eles são praticamente a mesma coisa.

O que são gordura saturada e insaturada?

- Os **ácidos graxos** são estruturas químicas compostas de carbono e hidrogênio. Se a gordura é **saturada**, a cadeia de carbono carrega todos os átomos de hidrogênio possíveis. A **insaturada** é a gordura que ainda mantém espaço para captar átomos de hidrogênio.

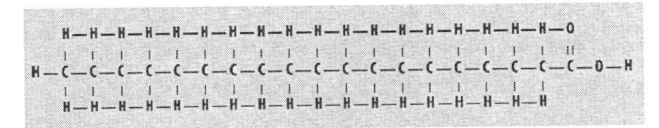

Gordura saturada

Qual é a diferença entre gordura saturada e insaturada?

- As gorduras saturadas geralmente são sólidas, com exceção dos óleos de coco e de palmeira (dendê), chamados óleos tropicais. São saturadas as gorduras sólidas animais como o toicinho, a gordura branca ou amarela do boi, do cordeiro etc. Também se incluem a manteiga, a nata e outros derivados do leite.

❑ Gorduras insaturadas são geralmente óleos líquidos na temperatura ambiente, como os vegetais – de oliva, milho, girassol etc. Óleos de peixes são as gorduras mais insaturadas, duas vezes mais do que as vegetais, e, portanto, mais benéficas à saúde.

O que são gorduras monoinsaturadas?

❑ Se a gordura insaturada tem só **1** espaço para que 2 átomos de hidrogênio possam se conectar, ela é monoinsaturada.

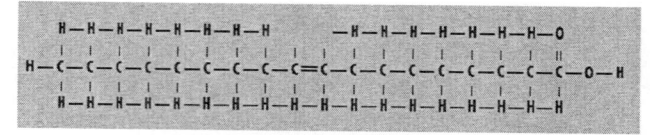

Gordura monoinsaturada

❑ Gorduras monoinsaturadas existem nos óleos de oliva e de canola, que caracterizam a dieta mediterrânea, rica em gorduras monoinsaturadas, o que faz reduzir a incidência de doença coronária e derrames cerebrais na população dos países do mar Mediterrâneo.

O que é gordura poliinsaturada?

❑ Se há **2** espaços onde 4 átomos de hidrogênio possam ser adicionados, então as gorduras são poliinsaturadas.

❑ As gorduras poliinsaturadas são normalmente líquidas em temperatura ambiente. Dois dos ácidos poliinsaturados, o linoléico (**Ômega-6**) e o alfa-linoléico (**Ômega-3**), são necessários na produção de hormônios e para o metabolismo das células.

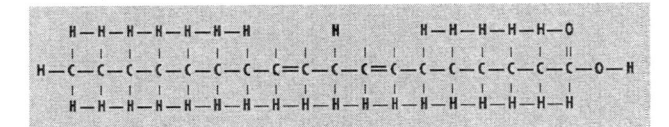

```
H—H—H—H—H—H—H        H      H—H—H—H—H—O
 |  |  |  |  |  |  |        |      |  |  |  |  |  ||
H—C—C—C—C—C—C—C—C=C—C—C=C—C—C—C—C—C—C—O—H
 |  |  |  |  |  |  |  |  |  |  |  |  |  |  |  |  |
H—H—H—H—H—H—H—H—H—H—H—H—H—H—H—H—H—H
```

Gordura poliinsaturada

❑ Esses dois tipos de ácidos são chamados de ácidos graxos essenciais porque o nosso corpo é incapaz de produzi-los, e, como são necessários, eles devem ser ingeridos através dos alimentos.

❑ Portanto, gorduras poliinsaturadas são principalmente de dois tipos: Ômega-6 e Ômega-3. Quase 90% da nossa dieta de gorduras poliinsaturadas é constituída de Ômega-6 e vem, geralmente, de óleos vegetais, como soja, milho e girassol. O Ômega-3 vem principalmente dos produtos do mar. Ambos estão relacionados com a redução da formação de coágulos na circulação e com a redução do colesterol total e do LDL.

> Em um estudo realizado durante 14 anos pela Harvard University em 80 mil mulheres, observou-se que a substituição das gorduras saturadas pelas mono e poliinsaturadas é mais eficiente do que reduzir as gorduras em geral. Substituindo 5% da energia obtida com gordura saturada por insaturada reduz-se o risco de doença coronária em 42%.

- O processamento dos alimentos pode transformar produtos poliinsaturados em saturados. É o caso da fritura do óleo vegetal.

- Ingestão de gorduras saturadas em excesso aumenta o colesterol sangüíneo, mais do que ingerir diretamente colesterol. Por exemplo, o ovo tem colesterol em estado puro. Comer a gordura da picanha é pior do que comer ovos.

- Isto porque as gorduras saturadas interferem na função natural do fígado, que é estimular a produção e inibir a absorção do colesterol.

- A ingestão excessiva de gorduras saturadas tem sido também associada a câncer de cólon, de próstata e de mama, além da obesidade. Vários estudos têm correlacionado a redução da ingestão de gorduras com a diminuição dos níveis de colesterol.

- Ainda há controvérsias sobre o assunto, mas, aparentemente, baixando-se muito a ingestão de gorduras reduz-se também o HDL, o bom colesterol, que, sabidamente, é um protetor do risco de desenvolver placas nas artérias (aterosclerose). Apesar disso, costuma-se dizer que quanto mais baixo o colesterol total, melhor para a saúde.

- Dietas ricas em carboidratos e pobres em gordura parecem aumentar os triglicérides e baixar o HDL. O importante é manter a ingestão baixa de gorduras saturadas, pois assim tem-se pequeno declínio do HDL sem ascensão dos triglicérides e menor risco de doença cardiovascular.

- **Portanto, deve-se reduzir a ingestão total de gorduras e preferir as insaturadas.**

❏ As gorduras saturadas devem ser evitadas porque aumentam mais o colesterol total e o colesterol "ruim", o LDL.

Gorduras	Porcentagem saturada
Azeite de canola	7%
Azeite de girassol	12%
Azeite de milho	14%
Azeite de oliva	14%
Óleo de soja	14%
Margarina (mole)	14%
Margarina (dura)	16%
Azeite de amendoim	19%
Óleo de semente de algodão	26%
Gordura de galinha	30%
Banha	40%
Óleo de palmeira (dendê)	50%
Gordura de carne bovina	51%
Manteiga	51%
Chocolate	60%
Óleo de coco	88%

❏ Todos os óleos vegetais contêm uma combinação de gordura insaturada (poli ou mono) e menor quantidade de gordura saturada, com exceção dos óleos de coco (banha de coco) e de palmeira (dendê), que têm grande quantidade de gordura saturada.

❏ Você deve escolher gorduras e óleos que contenham a maior porcentagem de gorduras monoinsaturadas, porque elas ajudam a baixar o colesterol no sangue (veja a tabela a seguir).

❑ **Quanto mais monoinsaturada, melhor. Veja a seguir:**

Gorduras	Porcentagem monoinsaturada
Azeite de oliva	74%
Azeite de canola	59%
Óleo de amendoim	46%
Gordura de galinha	45%
Gordura de carne	43%
Banha	42%
Margarina	36%
Chocolate	30%
Margarina (mole)	29%
Azeite de milho	25%
Manteiga	24%
Óleo de soja	23%
Óleo de girassol	20%
Chocolate	10%
Óleo de coco	6%

❑ Os óleos com maior quantidade de ácidos graxos monoinsaturados são azeite de oliva e canola. Os alimentos com teores mais elevados de gorduras monoinsaturadas são abacate, amêndoas, castanhas de caju, nozes e amendoim.

❑ A gordura da carne bovina tem quase a mesma quantidade de gordura monoinsaturada que o óleo

- de amendoim, mas contém outras gorduras saturadas maléficas em grande quantidade.

- Por causa da alta quantidade de gordura saturada que contém, a gordura da carne bovina deve ser reduzida na dieta. Se você come carne vermelha diariamente, deve mudar os seus hábitos alimentares.

- **Para baixar o colesterol, escolha um óleo que seja mais baixo em gordura saturada e alto em gordura monoinsaturada.**

- Na tabela anterior, podemos ver que o azeite de oliva tem o maior teor de gordura monoinsaturada. Essa deve ser a sua opção. Mas lembre-se que ele contém também gorduras saturadas e, por isso, devemos ingeri-lo com moderação.

- Óleos como de girassol e de milho possuem alto teor de ácidos graxos poliinsaturados, incluindo os ácidos graxos essenciais. As comidas que contêm esses ácidos graxos essenciais são ovos, peixes, frutas, vegetais e grãos.

- As gorduras poliinsaturadas encontradas no supermercado, como óleo de girassol e de milho, são conhecidas também por **óleos vegetais refinados**. Os óleos vegetais ficam rançosos facilmente e devem ser conservados com atenção. Por exemplo, mantenha-os refrigerados e não os armazene por muito tempo.

- Os óleos vegetais refinados são usados para cozinhar e para temperar saladas e lanches; e devem ser consumidos em quantidade suficiente para repor Ômega-3 e Ômega-6, ácidos graxos essenciais necessários para o organismo.

❑ Somente uma colher de sopa de óleo vegetal poliinsaturado em uma refeição normal contém a quantidade diária de ácido linoléico (Ômega-6) necessária para um adulto.

Onde são encontrados os Ômega-3?

❑ Com a observação de que os esquimós apresentam pequena incidência de aterosclerose e infarto, passou-se a acreditar que o fato de ingerirem peixes de águas frias pudesse ser a explicação. De fato, salmão, sardinha, arenque, anchova, peixe-espada, truta e bacalhau contêm ácidos graxos poliinsaturados, chamados Ômega-3, que são eficientes em baixar níveis de colesterol e triglicérides no sangue, reduzindo a formação de coágulos na circulação, portanto diminuindo o risco de ataque cardíaco.

❑ Os Ômega-3 são encontrados também em óleos de soja e de canola, e em outros peixes, como atum, e também em castanhas e em algumas folhas vegetais.

❑ Os Ômega-3 são os ácidos que reduzem o risco de morte por ataque cardíaco. Eles promovem a saúde do coração, reduzindo as gorduras no sangue e a formação de coágulos.

❑ Você deve comer peixe de água salgada pelo menos três vezes por semana para prevenir a coagulação do sangue nos vasos.

❑ Suplementos de óleo de peixe também suprem a necessidade de ingestão de ácidos graxos Ômega-

3, mas é melhor ingeri-los através das comidas. Há estudos mostrando que, em cápsulas, o benefício cardíaco não é tão evidente.

Onde são encontrados os ácidos graxos Ômega-6?

❑ Os Ômega-6 estão presentes nos óleos de milho, de girassol e outros. Também são encontrados em vários tipos de alimentos, entre eles ovos, peixes, frutas, vegetais, legumes e grãos. Na realidade, os ácidos graxos Ômega-6 estão presentes em tantos alimentos que ninguém precisa se preocupar em suplementar as quantidades deles na alimentação.

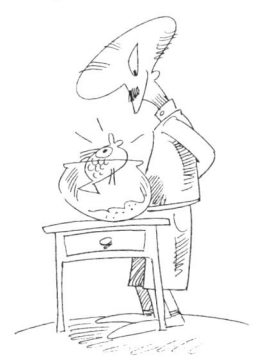

❑ **A proporção de Ômega-3 e Ômega-6 que você ingere é importante.**
❑ **Você deve ingerir mais Ômega-3 (principalmente peixes) do que Ômega-6 (encontrado em grãos e vegetais).** Pessoas que ingerem mais Ômega-3 que Ômega-6 têm menos risco de desenvolverem doença cardíaca.
❑ Então, não abuse de gorduras Ômega-6. Leia os rótulos das embalagens de alimentos processados.

Tabela dos poliinsaturados ômega e sua fonte principal

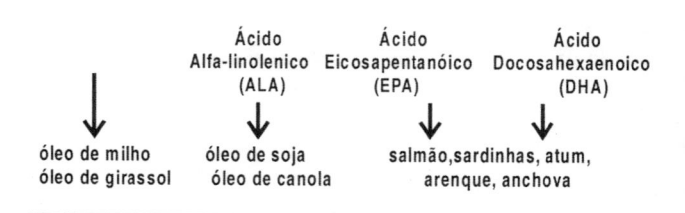

ÔMEGA-6		ÔMEGA-3	
	Ácido Alfa-linolenico (ALA)	Ácido Eicosapentanóico (EPA)	Ácido Docosahexaenoico (DHA)
↓	↓	↓	↓
óleo de milho óleo de girassol	óleo de soja óleo de canola	salmão, sardinhas, atum, arenque, anchova	

O que são as gorduras trans?

❑ Um processo químico pode proporcionar maior duração aos alimentos que contêm gorduras vegetais acrescentando átomos de hidrogênio a gorduras poliinsaturadas, mudando a sua fórmula. Dessa forma, os óleos vegetais solidificam-se e transformam-se em gorduras trans. As margarinas de bastão, por exemplo, fazem parte desse tipo de gordura processada.

❑ O nome desse processo artificial é **hidrogenação**.

❑ Os químicos dizem que as ligações foram **hidrogenadas**.

❑ Quando nem todas as ligações foram hidrogenadas, os produtos são **parcialmente hidrogenados** e são mais cremosos. Esses produtos parcialmente hidrogenados contêm gorduras chamadas **trans**. Há estudos mostrando que altos níveis desses **ácidos graxos** chamados trans não baixam eficientemente o colesterol total e o LDL e deprimem os níveis de

HDL. Ou seja, não têm as melhores características das gorduras vegetais insaturadas.

- Nos rótulos de nutrição, você encontrará "óleos vegetais parcialmente hidrogenados" incluídos na lista de ingredientes. São as gorduras trans.

- Margarina, biscoitos salgados e bolachas de todos os tipos contêm óleo vegetal parcialmente hidrogenado.

Quais são os perigos das gorduras trans?

- Elas podem ser tão perigosas quanto as saturadas. Elas podem aumentar a produção de colesterol pelo fígado e são relacionados com o desenvolvimento de doença cardíaca.

Através de quais alimentos ingerimos a gordura trans?

- De acordo com o American Heart Association, os 3 tipos de alimentos mais consumidos que levam gorduras trans são:
    - ✓ margarina;
    - ✓ bolachas;
    - ✓ pão branco.

- Os rótulos não são obrigados a revelar a quantidade dessas gorduras. Mas esse valor pode ser calculado. Por exemplo, no rótulo das bolachas salgadas você encontra a seguinte descrição: gordura total (5g por porção de 15 bolachas salgadas), gorduras saturadas (1g), poliinsaturadas (0g), e monoinsaturadas (1,5g). Somando-se os tipos de gordura saturada, poli e mono, temos apenas 2,5 gramas. Faltam para completar o total de 5g, 2,5g que representam a quantidade de gordura trans. Então, mesmo que essas bolachas tenham baixo teor de gordura, em geral, cuide para não consumi-las em demasiado, pois contêm gorduras trans.

Como calcular gordura trans através dos rótulos dos alimentos

> ☑ Gordura total da tabela = 5g
> ☑ Tipos de gorduras da tabela (saturadas: 1g + poli: 0 g + mono:1,5g) = 2,5g
>
> (5g - 2,5g = 2,5g)
>
> **Total de gordura trans: 2,5g**

Como diminuir o consumo de gorduras trans da sua dieta:

❑ A Associação Americana de Cardiologia sugere os seguintes passos para cortar o consumo de gorduras trans:

1. Use óleos naturais, não-hidrogenados, o máximo possível: azeite de oliva e canola, por exemplo.

2. Preste atenção nos alimentos feitos com óleo. Evite gorduras hidrogenadas e saturadas, como óleo de coco.

3. Use margarina em vez de manteiga e escolha margarina mole ou líquida com não mais do que 2 gramas de gordura saturada por colher de sopa e com óleo líquido como primeiro ingrediente.

4. Evite produtos comercializados: batata frita, sonho, bolachas, pastéis fritos, massas folheadas, massas podres (das empadas), doces e assados, principalmente em redes de comida rápida.

5. Limite a gordura na sua dieta.

6. Evite alimentos rápidos, frituras e gorduras hidrogenadas que contenham gorduras trans.

Tabela conjunta de índice de gorduras saturadas, monoinsaturadas e poliinsaturadas

Gorduras	Saturada (%)	Insaturada (%)	Poliinsaturada (%)
Manteiga	62	29	4
Azeite de Canola	6	62	32
Óleo de Coco	87	6	2
Azeite de Milho	13	24	59
Margarina (tubo)	14	32	31
Azeite de Oliva	14	77	8
Óleo de Amendoim	17	46	32
Óleo de Soja	15	43	38
Óleo de Girassol	10	20	66

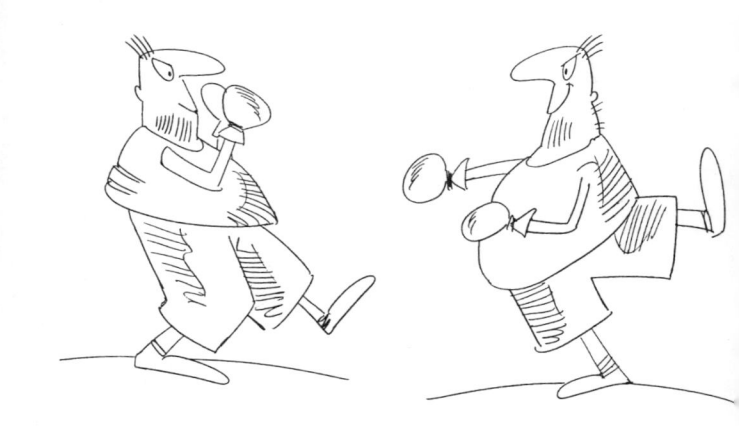

CAPÍTULO 7
Gorduras boas
X
Gorduras ruins

> Nesta altura, você já se deu conta de que existem boas e más gorduras. Obviamente, as más são as que põem em risco a sua saúde. Vamos saber mais sobre elas?

Gorduras saturadas, as ruins

❏ As gorduras piores para a saúde são as saturadas, que são sólidas em temperatura ambiente. São geralmente de origem animal, mas podem estar presentes em pequena quantidade nos óleos vegetais.

❏ Elas tendem a aumentar o colesterol total e o LDL e diminuir o HDL. Por isso, podem levar ao infarto e ao derrame cerebral, além de provocar alguns tipos de câncer, como o de cólon e de mama.

❏ Saturação é um processo químico que preenche a fórmula das gorduras com o máximo de átomos de hidrogênio possíveis de serem carregados pela molécula.

❏ Poucas gorduras saturadas são líquidas. As gorduras do óleo de coco e do óleo de palmeira (dendê) são um exemplo de gorduras saturadas líquidas. São os óleos conhecidos como tropicais.

❏ Dois estudos ingleses mostraram que a substituição na alimentação da gordura saturada pela insaturada faz baixar os níveis de LDL e colesterol total, além de reduzir a incidência de doenças arteriais. Até o peso pode baixar.

Gorduras insaturadas, as boas

❏ As gorduras insaturadas apresentam em sua fórmula química espaço para mais átomos de hidrogênio.

❏ Por definição, são líquidas e se dividem em dois grupos, de acordo com o número de espaços disponíveis: monoinsaturadas e poliinsaturadas.

❏ Monoinsaturadas são o azeite de oliva, o óleo de canola, a gordura do amendoim, do abacate, das castanhas e das amêndoas.

- Poliinsaturados são o óleo de milho, de girassol, de soja.

- Ambas, mono e poliinsaturadas, baixam o LDL, mas um fator maléfico é que as poli têm a tendência de baixar também o HDL.

- A única exceção de gordura sólida e insaturada é a da baleia, hoje não disponível pela ameaça da extinção da espécie.

- Apesar de não haver estudo definitivo demonstrando qual das duas é a melhor, há tendência a favor das mono.

Exemplos de gorduras boas:

Azeite de Oliva

- Os mediterrâneos – gregos, italianos, espanhóis – e outros povos da região em torno do Mar Mediterrâneo consomem a mesma quantidade de gordura que os norte-americanos, mas a maior parte dela na forma de azeite de oliva (ou seja, gordura monoinsaturada). Por isso, eles têm menos risco de doenças cardiovasculares do que os americanos.

- O azeite de oliva reduz o LDL e eleva o HDL (colesterol bom). Seu conteúdo de gorduras saturadas é muito baixo.

- Comparado com os outros azeites, o azeite de oliva tem um sabor mais acentuado, e por isso pode ser consumido em quantidades menores.

- A diferença do azeite de oliva **extravirgem** para o **virgem**, o **"puro"** e o **"leve"**, não é somente o preço.

O azeite **extravirgem** traz mais benefícios à saúde, pois tem altos níveis de antioxidantes, ajudando a reduzir a formação de placas nas artérias.

- O azeite **extravirgem** é melhor que os outros tipos, pois é extraído da primeira prensa das olivas (com níveis de acidez de 1%). Os outros tipos possuem os benefícios da gordura monoinsaturada, mas são mais ácidos e mais processados.

- O alto consumo de azeite de oliva também pode prevenir artrite reumática.

- **Mas não esqueça, não podemos ingeri-lo em qualquer quantidade, pois contém 100% de gorduras (ainda que na maioria sejam gorduras boas), além de 120 calorias por colher de sopa. É altamente calórico. Se você quer emagrecer, pense nisso.**

Óleo de Canola

- Este óleo pode diminuir o LDL enquanto mantém ou até aumenta o HDL. Isso porque ele possui alto teor de gordura monoinsaturada, o tipo de gordura associada com a redução do colesterol no sangue.

- **Uma universidade na Finlândia conduziu um estudo que alternou o uso de óleo de canola e de girassol. As duas dietas contendo 18% de calorias provenientes de gordura. Considerando que o óleo de girassol contém mais gordura poliinsaturada que monoinsaturada se comparado com o óleo de canola, depois de 25 dias em cada dieta, os participantes que consumiram óleo de canola baixaram 15% dos seus níveis de**

colesterol total, e 23% do LDL, e o resultado da dieta com o óleo de girassol foi, respectivamente, 12% e 17%, ou seja, menor.

❑ Os efeitos do óleo de canola são comparáveis aos do azeite de oliva, mas ainda não foi confirmado qual é mais favorável para a saúde.

❑ O óleo de canola possui menos gordura monoinsaturada que o azeite de oliva e também menos gordura saturada. O óleo de canola tem 6% de gordura saturada, e o azeite de oliva 15%.

❑ Dos óleos vegetais com mais baixo teor de gordura saturada – canola, oliva, girassol –, o de canola é o que tem teor mais baixo.

❑ Portanto, tente substituir óleos comuns e manteiga pelo óleo de canola quando estiver refogando vegetais, fazendo quitutes ou molhos. Também escolha canola para fazer pipoca.

❑ Mantenha o óleo de canola refrigerado e fresco. Óleos com alto teor de gordura monoinsaturada tendem a envelhecer mais rapidamente que os outros tipos de óleos. Então, se você não consumir todo o frasco do azeite de oliva ou canola em cerca de 3 três semanas, mantenha-o no refrigerador.

Recomendações sobre gorduras boas

☑ **Definitivamente, é bom substituir as gorduras sólidas (saturadas) pelas líquidas (insaturadas).**

☑ **Aparentemente, as mono são melhores do que as poli.**

☑ Mas sem exageros. 2 a 3 colheres de sopa por dia de óleo mono são mais do que suficientes.

☑ Melhor do que aumentar as mono é reduzir as saturadas.

☑ Azeite de oliva ou óleo de canola são semelhantes em seus efeitos. Ambos baixam o LDL e sobem ou mantêm o HDL.

☑ Canola tem menos gordura mono, mas também tem menos gordura saturada do que oliva.

☑ Canola tem sabor mais suave e por isso é melhor para usar no preparo dos alimentos de panela, enquanto oliva, por seu sabor exuberante, funciona melhor nas saladas.

☑ Azeite de oliva também pode ser usado para fazer bolos, em substituição à margarina ou à manteiga, mas tem o sabor mais forte.

☑ Azeite de oliva pode ser usado como substituto da manteiga para passar no pão ou no milho verde cozido na água.

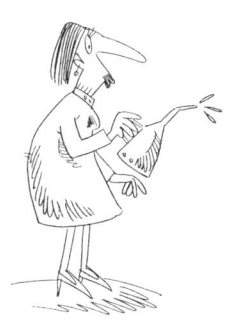

Finalmente, as margarinas

❑ Quando a manteiga foi tachada como uma gordura nociva à saúde, o consumo desse produto foi amplamente abandonado. No seu lugar a margarina passou a ser a gordura preferida. Mas atualmente, com as descobertas sobre as gorduras trans que compõem a margarina, foi comprovado que o seu consumo também pode aumentar o colesterol LDL, diminuir o HDL e assim elevar o risco de infarto.

❑ Por outro lado, nem todos os tipos de margarinas são igualmente nocivas à saúde. Quanto mais moles elas forem, menos gorduras trans possuem. Ou seja, as margarinas líquidas ou em bisnaga são melhores que as sólidas.

❑ Ainda assim, margarina é uma opção mais saudável que a manteiga, pois esta última possui 7 gramas de gordura saturada (a que entope as artérias) em cada colher de sopa, enquanto a margarina possui somente 2 gramas.

❑ A gordura saturada é a que mais eleva os níveis de colesterol. Do total de calorias ingeridas, em média, 12 a 13% são provenientes das gorduras saturadas, e somente 3% vêm das gorduras trans.

❑ Portanto, o mais importante é reduzir a quantidade de gordura saturada na sua dieta. Então, se você ainda consome manteiga, mude para a margarina. Já é um bom começo.

Para poder escolher uma margarina saudável, use as dicas e informações abaixo:

1. Escolha uma que possua não mais do que 2 gramas de gordura saturada por colher de sopa.

2. Dê preferência, compre somente aquelas que listem como primeiro ingrediente* a água. As margarinas que listam óleo vegetal hidrogenado como primeiro produto são mais prejudiciais à saúde e devem ser evitadas.

3. Use margarinas que possuem óleos naturais não-hidrogenados, como óleos de oliva e de canola, quando disponíveis.

4. Selecione uma marca com maior porcentagem de gordura poliinsaturada. Na falta das feitas de azeite de oliva ou canola, opte pelas de óleo de girassol, milho ou soja.

5. De qualquer forma, habitue-se a consumir pouca margarina. Se você a passa no pão, tente usar geléias ou azeite de oliva em substituição, pois possuem pouco ou nada de gordura saturada. E se a usa para cozinhar, prefira óleo de canola ou azeite de oliva.

6. Veja que, apesar de não conterem colesterol, ainda assim são nocivas, pois provocam o aumento da produção de colesterol e o risco de doenças cardíacas por terem gorduras especialmente trans.

7. E é claro que as opções light são mais saudáveis, por apresentarem menos gordura por porção.

---

* A ordem dos ingredientes está listada no rótulo dos produtos a partir da sua quantidade. O primeiro ingrediente é o que constitui maior parte do conteúdo do produto.

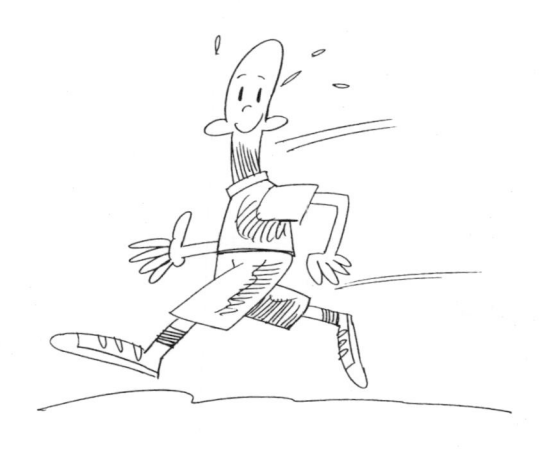

CAPÍTULO 8

Baixando o colesterol total com mudanças no estilo de vida

> Mudar o estilo de vida é uma das formas de baixar o colesterol. Estilo de vida é o conjunto de atitudes que levam a uma vida mais organizada, mais saudável e, conseqüentemente, mais feliz.

❑ **A dieta de baixa gordura saturada** – Faça um plano de ingestão de baixo colesterol com menos de 7% de calorias provenientes de gordura saturada e menos de 200mg de colesterol ingerido por dia.

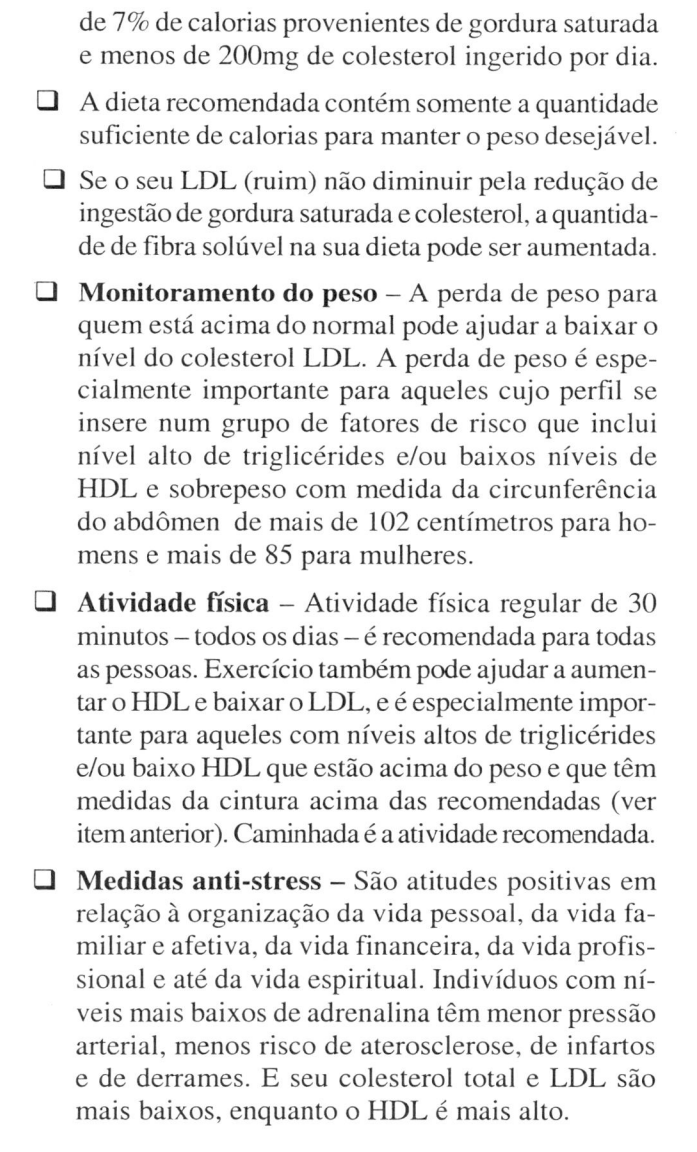

❑ A dieta recomendada contém somente a quantidade suficiente de calorias para manter o peso desejável.

❑ Se o seu LDL (ruim) não diminuir pela redução de ingestão de gordura saturada e colesterol, a quantidade de fibra solúvel na sua dieta pode ser aumentada.

❑ **Monitoramento do peso** – A perda de peso para quem está acima do normal pode ajudar a baixar o nível do colesterol LDL. A perda de peso é especialmente importante para aqueles cujo perfil se insere num grupo de fatores de risco que inclui nível alto de triglicérides e/ou baixos níveis de HDL e sobrepeso com medida da circunferência do abdômen de mais de 102 centímetros para homens e mais de 85 para mulheres.

❑ **Atividade física** – Atividade física regular de 30 minutos – todos os dias – é recomendada para todas as pessoas. Exercício também pode ajudar a aumentar o HDL e baixar o LDL, e é especialmente importante para aqueles com níveis altos de triglicérides e/ou baixo HDL que estão acima do peso e que têm medidas da cintura acima das recomendadas (ver item anterior). Caminhada é a atividade recomendada.

❑ **Medidas anti-stress** – São atitudes positivas em relação à organização da vida pessoal, da vida familiar e afetiva, da vida financeira, da vida profissional e até da vida espiritual. Indivíduos com níveis mais baixos de adrenalina têm menor pressão arterial, menos risco de aterosclerose, de infartos e de derrames. E seu colesterol total e LDL são mais baixos, enquanto o HDL é mais alto.

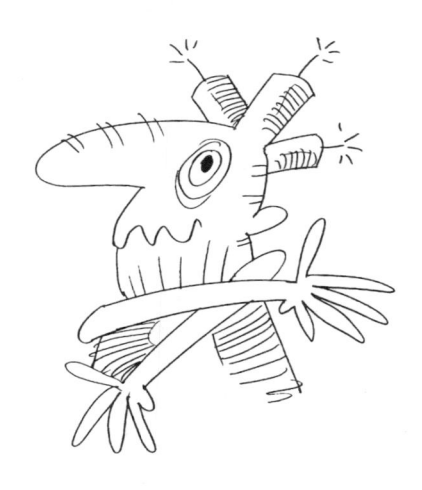

CAPÍTULO 9
O stress afeta o colesterol?

> Estima-se que mais de 70% das visitas a consultórios médicos se devam a doenças causadas por stress ou que sofrem diretamente sua influência. Obviamente, temos que incluir nessa lista de doenças os problemas cardíacos, a hipertensão e a elevação do colesterol. Vivemos hoje a era do stress devido ao ritmo de nossa vida, à quantidade de decisões que devemos tomar diariamente, ao bombardeio da mídia, às más notícias do planeta etc.

Mas o que é stress?

- É difícil de definir, mas fácil de entender. A palavra já entrou em nossa vida, nossos jovens usam continuamente.

- Poderíamos dizer que stress é uma alteração em seu mundo que provoca uma reação em você. É uma ameaça à integridade do seu organismo, provocando mudança de comportamento.

- Por exemplo: estou atrasado para o trabalho, corro mais, fico tenso diante da possibilidade de não chegar em tempo, tenho taquicardia, suo nas mãos, sofro antecipadamente as conseqüências do meu atraso.

- Mas stress não é uma coisa ruim. Ele está dentro de nós e reflete a forma como reagimos às alterações do mundo que nos cerca. É um mecanismo de defesa.

- Porém, quando reagimos em excesso, transformamos o stress em mecanismo de auto-agressão.

- No exemplo acima: obviamente, deveríamos ter levantado mais cedo e o atraso não aconteceria. Mas como já aconteceu, vamos aceitá-lo com serenidade e procurar salvar o que ainda é possível, sem permitir reações adversas sobre nosso comportamento. E amanhã vamos levantar mais cedo.

Mas o que tem a ver stress e colesterol?

- Vários estudos da Duke University e Ohio State University correlacionam situações de stress com a elevação do colesterol total e do LDL (colesterol ruim). Além disso, outros hormônios se elevam.

- ❏ A explicação é a seguinte: o stress libera hormônios que mobilizam as gorduras do corpo e que foram armazenadas para serem usadas em uma situação de emergência, como fonte de energia.
- ❏ Isso tem muito a ver com nossos antepassados das cavernas, que eram ameaçados e tinham que usar força e energia para sobreviver.
- ❏ Observem: **o stress é um mecanismo de defesa**.
- ❏ Mas o stress causa outras reações: aumenta a pressão arterial (a adrenalina é o hormônio responsável) e também aumenta a produção da **homocisteína**, o aminoácido responsável por pelo menos 10% dos ataques cardíacos.

O stress pode causar ataque cardíaco?

- ❏ Certamente. É um dos fatores de risco.

Outras conseqüências do stress

- ❏ Perda da capacidade de concentração.
- ❏ Redução da memória.
- ❏ Menor criatividade.
- ❏ Problemas de relacionamento.
- ❏ Dores de cabeça, de estômago, de coluna.
- ❏ Depressão.
- ❏ Hostilidade e raiva com explosões desnecessárias.
- ❏ Estas duas últimas, depressão e raiva, são causas comprovadas de ataque cardíaco.

- Indivíduos com personalidade tipo A, que são competitivos e agressivos, tendem a usar os demais, atropelam seus colegas de trabalho e têm maior tendência a infartos e derrames.

O que fazer para tornar o stress um elemento positivo da vida?

- Em primeiro lugar, aprenda a viver em seu mundo vendo-o de forma positiva.
- Aprender a pensar positivamente é provavelmente a melhor forma ao seu alcance de evitar o ataque cardíaco.
- Faça planos exeqüíveis. Não estabeleça metas frustrantes e inatingíveis.
- Não culpe a má sorte. Procure a causa de seus problemas e tente resolvê-los definitivamente.
- Tenha um cachorro, caminhe com ele. Procure um que seja de uma raça pacífica, para contribuir ainda mais com a redução do stress do seu ambiente familiar. Há estudos mostrando que casais que têm um animal doméstico apresentam índices de freqüência cardíaca e pressão significativamente mais baixos ao enfrentar situações de stress.
- Aceite que o mundo não é perfeito. As imperfeições tornam nosso mundo mais interessante, pois ainda temos muito a fazer para aperfeiçoá-lo.
- Periodicamente, passe alguns dias sem ler jornais e sem acompanhar notícias na televisão. Desintoxique-se.

- Oração e meditação reduzem o stress e a incidência de ataque cardíaco.
- Procure agir de forma alegre.
- Ria, ria muito. Há estudos mostrando que rir pode provocar a queda dos hormônios liberados pelo stress e a elevação do hormônio chamado endorfina, em até 27% e do hormônio de crescimento em até 87%, o que indica melhora da imunidade e do humor. **O bom humor afasta o doutor.**
- Controle seu tempo, tente fazer só o que lhe causa prazer e alegria.
- Aprenda a perdoar. Pessoas que perdoam são mais saudáveis, têm menos hipertensão, são menos

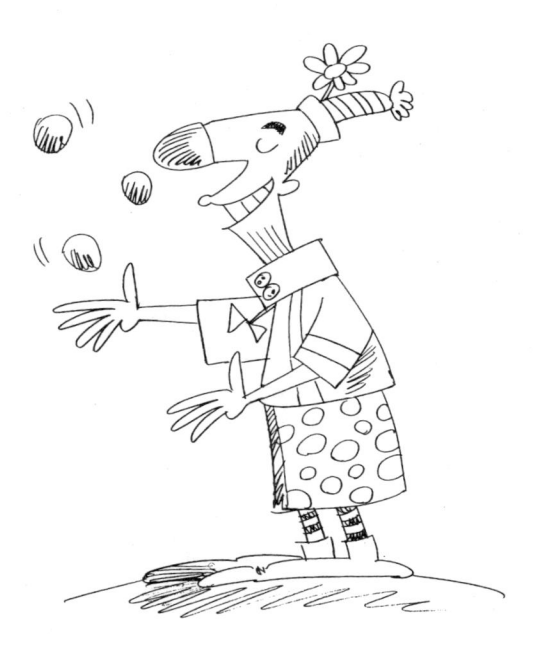

estressadas. As mágoas não esquecidas são causadoras de inúmeras doenças.

- Aprenda a pedir perdão.
- A felicidade não vem da riqueza. Ao contrário, o mundo tornou-se um lugar mais infeliz pela obrigação imposta às pessoas de enriquecer. Nos últimos 50 anos, o índice de satisfação de vida dos norte-americanos caiu enquanto eles triplicaram suas riquezas.
- Organize sua agenda. A organização da vida é um dos melhores antídotos contra o stress.
- Aproxime-se de seus vizinhos, de seus amigos, das ações de sua comunidade.
- Considere o lazer como um compromisso e não algo a que se tem direito só quando sobra tempo. Viva bem o momento presente, sem se preocupar com o compromisso de amanhã.
- Ouça música.
- Leia. Leia muito.
- Aprenda a dizer não. Você sabe quando e para quem.
- Faça uma coisa de cada vez.
- Liste seus compromissos. Liste seus objetivos. Liste suas metas.
- Observe a natureza ao seu redor. Sinta seu perfume, admire suas cores.
- Seja um "Parceiro Voluntário". Você se surpreenderá com o retorno da solidariedade. Solidariedade é investimento. Prolonga a vida.

- Cultive sua espiritualidade. Centenas de estudos mostram melhor sobrevida entre indivíduos com forte componente espiritual em suas vidas.
- Exercite seu cérebro. Faça palavras-cruzadas, assista a filmes complicados.
- Exercite seus músculos. Seja um andarilho. Caminhe muito.
- Procure estar em boa companhia, mesmo quando estiver só.
- Priorize relações de amizade estáveis. Um estudo com 1.300 homens e mulheres de todas as idades demonstrou que os que tinham mais amigos próximos apresentavam pressão mais normal, níveis mais adequados de colesterol, melhor metabolismo da glicose e níveis mais baixos de hormônios de stress. E, conseqüentemente, mais chances de uma vida longa.
- Indivíduos que se sentem deprimidos, solitários, abandonados têm 3 a 5 vezes mais doenças e chance de morte prematura do que os que se sentem amados, inseridos em sua comunidade e apoiados por amigos.
- Portanto, se você estiver nesse grupo, peça ajuda.

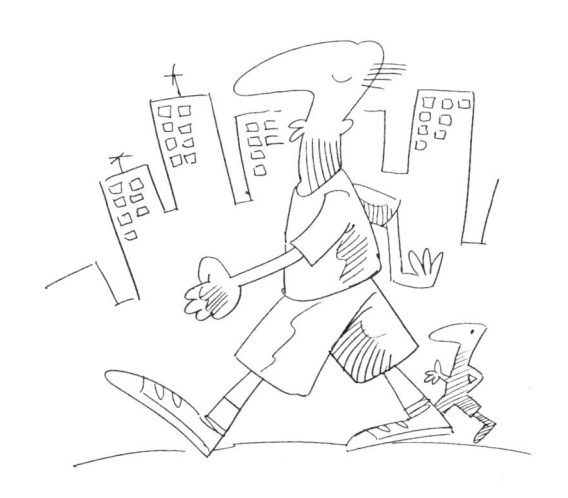

CAPÍTULO 10

Exercício baixa colesterol

> O exercício regular pode diminuir os níveis de LDL (colesterol ruim) e aumentar os de HDL (colesterol bom), além de ajudar a manter um peso saudável.

❏ Somente meia hora de exercício por dia é necessária para diminuir o colesterol e o risco de desenvolver doença cardíaca, hipertensão e diabetes.

❏ Médicos da Tailândia mostraram através de estudos com milhares de participantes que as pessoas que se exercitavam regularmente apresentaram colesterol e triglicérides mais baixos, com freqüência cardíaca de repouso também mais baixa.

❑ Você não precisa mudar toda a sua rotina de vida para acrescentar atividade física diária a ela. Busque soluções simples e fáceis para uma gradual integração do exercício físico em sua vida.

"A caminhada é o melhor remédio do homem." (Hipócrates 460-370 a.C., médico grego.)

❑ O ato simples e barato da caminhada, por exemplo, é uma ótima alternativa de atividade física diária. A caminhada pode ser feita da juventude à velhice. Sem a necessidade de equipamentos caros e trajes específicos, ou de acompanhamento de instrutores. É simplesmente ultrapassar a porta de sua casa e começar a caminhar.

❑ Caminhe regularmente e com intensidade moderada. Considera-se exercício moderado o equivalente a caminhar em ritmo de quem está com pressa. Em 30 minutos a distância percorrida será em torno de 3 quilômetros.

❑ Outros exercícios de intensidade moderada incluem andar de bicicleta a passeio, jogar golfe (carregando os tacos), limpar a casa e cortar o gramado com cortador elétrico.

❑ Durante a caminhada, você deve ser capaz de manter uma conversação sem se sentir ofegante. Então, ajuste o seu ritmo de acordo com a sua capacidade de conversar durante a caminhada.

- Não é necessário ser maratonista para diminuir o colesterol e manter-se saudável. A partir de estudos feitos em Dallas, nos EUA, foi comprovado que o efeito da caminhada de meia hora diária sobre a redução do risco de morte prematura é similar ao efeito de corridas de 60 a 80 quilômetros semanais.

A persistência é mais importante do que a intensidade

- A distância e a velocidade são menos importantes que a persistência. É mais benéfico caminhar regularmente e em ritmo confortável do que em intensidades maiores mas irregularmente.

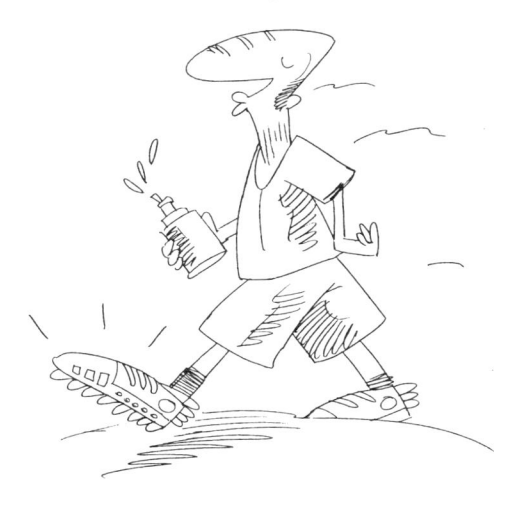

- O número mágico é 30 minutos de exercício físico por dia. Mas não se prive de fazer exercícios mesmo se não dispõe nem de 30 minutos livres no seu dia tumultuado. É possível acumular essa quantidade de tempo em doses menores de atividade física ao longo do dia. Por exemplo, caminhar para se deslocar por trajetos curtos, em vez de dirigir, e pedalar uma bicicleta ergométrica enquanto assiste ao seu programa favorito de televisão.

❑ Programe-se para inserir o exercício na sua rotina diária. Mas adquira progressivamente o hábito de exercitar-se, para que o processo seja natural e sem muito esforço. É importante gostar de se exercitar. Isso pode salvar a sua vida!

Dicas para uma caminhada saudável e prazerosa:

1) Escolha um par de tênis confortável para a sua caminhada ou para seu exercício físico. Ele deve ser leve, possuir reforço acolchoado no calcanhar e ter material interno absorvente. O tênis essencial é o flexível na região do peito do pé e tem uma sola levemente elevada atrás para acentuar o movimento natural de caminhada.

2) Em climas quentes e úmidos, vista roupas leves. Tente caminhar durante horários de menos calor, como de manhã cedo ou à tardinha, quando a temperatura é mais amena. Beba bastante água antes e durante a caminhada. Mantenha-se hidratado!

3) Em temperaturas frias, lembre-se de se vestir em camadas leves, para que você possa removê-las gradativamente à medida que o seu corpo se aquece. Em épocas de chuvas e temporais fortes, prefira fazer exercícios em lugares cobertos. Na

falta de opção, suba e desça as escadas da sua casa ou edifício. **Cuidado: se você sofre de asma, diabetes, doença cardíaca e outros males, consulte o seu médico antes de fazer exercícios em climas frios.**

4) Caminhe em lugares com vegetação e que sejam de preferência distantes de vias de grande tráfego de automóveis. A poluição diminui a qualidade do ar que é inspirado durante o exercício e pode afetar o nível de oxigênio e aumentar a ingestão de carbono.

5) O local da caminhada deve ser conveniente. Prefira locais perto da sua casa ou do trabalho.

6) Convide alguém para exercitar-se com você. É importante ter uma pessoa para lhe fazer companhia e motivá-lo a criar o hábito diário do exercício. Convide seu esposo, um amigo, colega de trabalho, ou até o seu cão para lhe acompanhar.

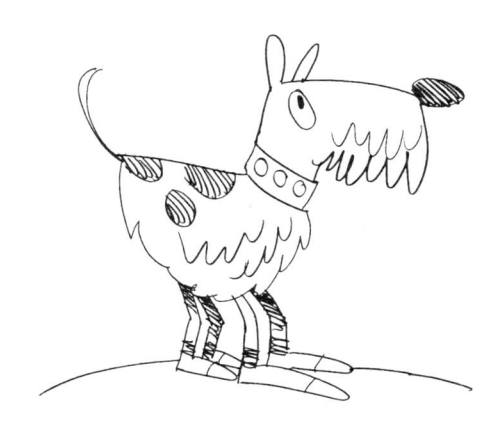

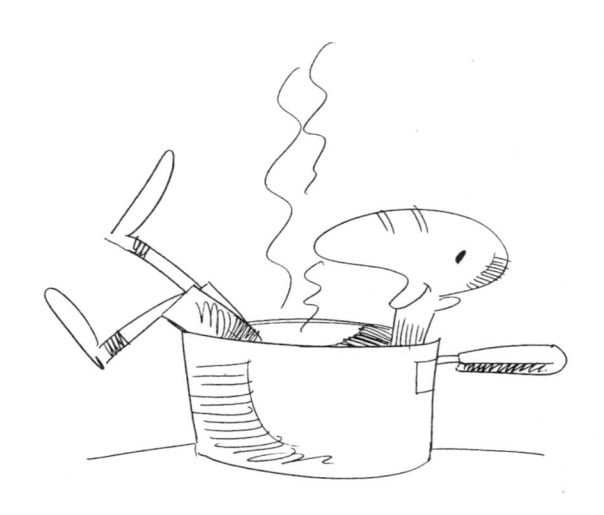

CAPÍTULO 11
Dicas de alimentos que baixam o colesterol

Há muitas maneiras de baixar o colesterol pela alimentação. A primeira, é claro, é comer menos carne, leite integral e derivados, ou seja, tudo que contenha gorduras saturadas. Mas há muitas outras que exigem menos sacrifício por serem parte da alimentação do dia-a-dia. Falando sobre alimentos que baixam o colesterol, há muito folclore e algumas inverdades, por isso incluímos aqui unicamente aqueles cujos efeitos estão de alguma forma comprovados e aceitos pelas sociedades científicas da área.

Abacate

❑ O abacate tem alto teor de gordura monoinsaturada, conhecida por baixar o colesterol LDL. Ele é rico em ácido oléico, o mesmo monoinsaturado encontrado no azeite de oliva e no óleo de canola.

❑ Mas há um inconveniente: os abacates possuem alto teor de gordura. Mesmo sendo gordura monoinsaturada, o consumo da gordura na dieta deve ser limitado. Contudo, se for ingerido de vez em quando, o abacate pode ajudá-lo a reduzir o colesterol.

❑ Uma equipe de pesquisadores australianos mostrou que mulheres que consumiam de um a um abacate e meio por dia durante 3 semanas conseguiram baixar o seu colesterol em 8,2%.

❑ O HDL delas ficou intacto e a proporção entre HDL e colesterol total diminuiu em 14,9%.

❑ Por conter pouco carboidrato, o abacate também pode ajudar diabéticos, evitando a elevação dos níveis de glicose no sangue.

❑ Tenha o cuidado de consumir abacate com moderação. De 71% a 88% das calorias do abacate vêm de gorduras. Adicionando na sua salada 1/8 de um abacate você acresce a ela cerca de 5 gramas de gordura.

❑ Então, adicione o abacate na sua dieta para substituir comidas ricas em gorduras saturadas.

Alcachofra

❑ Alcachofra contém um composto chamado cinarina,

que aumenta a produção de bile pelo fígado e a atividade da vesícula biliar. A bile elimina o excesso de colesterol do corpo, atacando as gorduras no próprio aparelho digestivo.

❑ Em um estudo alemão, o extrato de alcachofra (1,8mg) foi administrado em pessoas com níveis altos de colesterol (mais de 280), e reduziu em média 18% o nível de colesterol inicial. O colesterol ruim, o LDL, baixou em 20%, e a proporção de HDL para LDL também melhorou.

❑ Você pode preparar pratos com alcachofra adicionando azeite de oliva extravirgem com ótimo resultado sobre seu colesterol.

Alho

❑ O alho contém **alicina**, um composto que se torna ativo quando o dente do alho é picado, esmagado ou cozido.

❑ Quando reage com oxigênio, a alicina produz um odor característico.

❑ O alho parece "afinar" o sangue, prevenindo a formação de coágulos na circulação ou dissolvendo-os. Ele provoca a redução da capacidade das plaquetas de se grudarem umas às outras, o mesmo efeito obtido com a aspirina.

❑ Para limpar as suas artérias, sem espantar as pessoas à sua volta, você pode optar por suplementos de alho desodorizados.

❑ Ainda não está comprovado, mas está cada vez mais evidente que há uma relação entre o consumo de alho e a redução do colesterol total e LDL (ruim) no organismo.

❑ Em um estudo europeu, 40 pacientes com colesterol alto consumiram 900mg de pó de alho ou um **placebo** todos os dias por 16 semanas. O colesterol total do grupo que ingeriu o pó de alho caiu em média 21%, e os seus triglicérides caíram 24%. O colesterol total do grupo que tomou o placebo diminuiu somente 3%, enquanto os seus triglicérides caíram 5%. Ou seja, o alho foi extremamente ativo em baixar colesterol e triglicérides.

❑ Na Índia, no Instituto Tagore, 222 pessoas que haviam passado por um ataque cardíaco consumiram 6 a 10 gramas de alho (2 a 3 dentes) diariamente, por 3 anos ou mais. Outro grupo de 210 pessoas tomou um placebo. As pessoas que tomaram alho baixaram o colesterol em média 9%, e os riscos de morte ou de um segundo ataque cardíaco também diminuíram. O colesterol daqueles que tomaram o placebo não mudou.

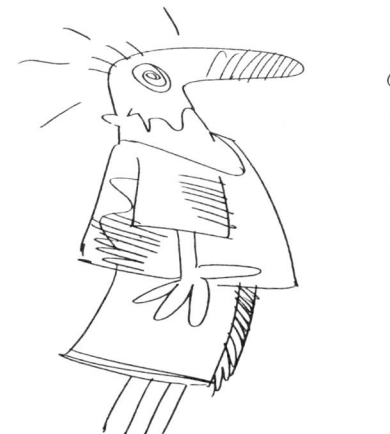

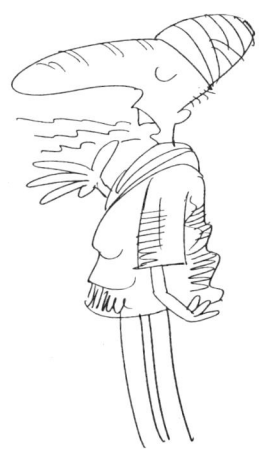

- Os pesquisadores ainda não sabem exatamente a quantidade de alho necessária para combater o colesterol alto. Sabe-se que meia a 1 cabeça de alho por dia pode reduzir o colesterol no sangue em média de 9% a 20%. Não mais do que isso.

> **Plaquetas** – *São elementos do sangue que ao se agruparem iniciam a formação de coágulos para estancar hemorragias. Elas podem ser nocivas ao se agruparem dentro dos vasos, provocando obstruções nas coronárias, causando infarto e tromboses nos vasos do cérebro.*

Dicas para consumir mais alho

- De acordo com os especialistas, uma das formas mais fáceis de consumir o alho é cortando-o em pedaços pequenos, amassando-os e cozinhando-os *sauté* em azeite de oliva. Depois adiciona-se a sopas, molhos e outros pratos, que se beneficiam do seu sabor.

- Adicione alho cru moído a molhos para saladas e marinados.

- Se não quiser manusear o alho fresco, opte por pasta de alho industrializada, ou alho misturado em óleo. Você também pode experimentar alho em pó (feito de dentes de alho desidratados e pulverizados), óleo de alho (destilado da cabeça do alho), ou extrato de alho (um produto de alho à base de água). Um dente de alho grande é equivalente a meia colher de sobremesa de alho em pó.

- Não adicione sal ao alho industrializado. Este produto pode já conter sódio, que, quando em excesso, é associado com o aumento da pressão arterial.

❏ Quando consumido em quantidades altas, o alho pode causar efeitos colaterais, incluindo azia, gases, irritação da pele e, raramente, reações alérgicas em pessoas mais sensíveis. Também se sugere cozinhar o alho em vez de comê-lo cru, pois o desconforto é reduzido.

> **Placebo** – *é um termo usado para identificar uma preparação que não contém o princípio ativo. É em tudo igual ao produto original, mas não funciona por falta do ingrediente ativo. O placebo é usado para o estudo de remédios e doenças.*

Antioxidantes

❏ Antioxidantes podem ajudar a aumentar o colesterol HDL (bom) e baixar o LDL, que entope as artérias, além de resistirem à oxidação, um processo químico que se constitui, em ultima análise, no envelhecimento celular.

Alimentos que contêm antioxidantes, de acordo com o tipo de antioxidante

VITAMINA C	
Brócolis	Manga
Raiz de alfafa	Laranja

Melão	Mamão papaia
Couve-flor	Pimentas
Mariscos	Batata
Pimentão verde	Melancia

VITAMINA E

Aspargo	Semente de girassol
Cereais (fortificados)	Batata-doce
Fígado	Óleo vegetal
Amêndoa/amendoim	Germe de trigo
Semente de abóbora	Grãos integrais

BETACAROTENO

Damasco	Pêssego
Melão	Espinafre
Cenoura	Batata-doce
Manga	Tomate
Mamão papaia	

Beringela

❑ Há estudos realizados no Brasil sobre os efeitos da beringela nos níveis do colesterol que, apesar de inconclusivos, mostram que esta leguminosa possui um potencial benéfico contra o colesterol alto. Mas os estudos feitos ainda não permitem afirmar que ela baixa o nível de colesterol no sangue de forma satisfatória, principalmente se comparada às estatinas.

Castanhas

As castanhas possuem gorduras monoinsaturadas ou poliinsaturadas, que são mais saudáveis para o organismo do que as saturadas.

Amêndoas

❑ As amêndoas têm cálcio, que fortifica os ossos e dentes; vitamina E, um agente antioxidante que reduz o risco de doença cardíaca e certos tipos de cânceres; e magnésio, que ajuda a regular a pressão arterial.

❑ Amêndoas contêm alto teor de gordura monoinsaturada, que, tem sido provado, reduz o colesterol total e o LDL, sem afetar negativamente o HDL. Quase 2/3 da gordura total da amêndoa é monoinsaturada.

❑ Pesquisadores da Universidade de Loma Linda, na Califórnia, descobriram que quem come amêndoas mais de quatro vezes por semana tem metade do risco de sofrer ataque cardíaco.

❑ O alto nível de gordura monoinsaturada que contém pode ser a razão pela qual as amêndoas ajudam a baixar o colesterol ruim.

❑ As amêndoas também são uma boa fonte de arginina, que é um precursor dietético de um produto químico chamado óxido nítrico, um grande vasodilatador também conhecido como EDRF (fator relaxador derivado do endotélio).

❏ Mesmo que você consuma mais gordura ao adicionar amêndoas na sua dieta (de 20 a 25 amêndoas contêm em média 170 calorias), o seu colesterol ainda assim irá baixar, pois a gordura derivada da amêndoa é monoinsaturada.

❏ Algumas pessoas têm medo de ganhar peso se adicionarem amêndoas às suas dietas. Mas é provável que o número total de calorias da dieta permaneça o mesmo se você consumir amêndoas, pois tende-se a reduzir o consumo de outros alimentos calóricos. Além disso, estaremos substituindo a ingestão de proteína animal pela proteína vegetal.

❏ Por outro lado, se estiver com sobrepeso, modere a ingestão delas e use-as como refeições intermediárias, às 10 e às 17 horas, por exemplo.

Nozes

❏ As nozes são consideradas um alimento calórico, e muitas vezes são eliminadas das dietas de quem está controlando o número de calorias ingeridas. Mas deve-se levar em consideração que os níveis de gordura das nozes são o que há de benéfico nesse alimento.

❏ A gordura presente nas nozes é poliinsaturada, que é menos nociva à saúde do que a gordura saturada da carne vermelha, do queijo e da manteiga.

❏ Um estudo sobre as nozes mostrou que a proporção de gordura poliinsaturada e saturada presente é de 7 para 1, respectivamente uma das mais altas em alimentos naturais.

- ❑ As nozes também são ricas em ácido linoléico. Esse ácido faz parte da família dos Ômega-3 e também é encontrado no óleo de canola e na gordura do peixe, e é eficiente na redução do colesterol.

- ❑ Há uma correlação alta entre o consumo de nozes e a saúde do coração, segundo estudos feitos na Universidade de Loma Linda, na Califórnia, com "adventistas do sétimo dia", para tentar explicar por que aquela população vivia com menos ocorrências de doença cardíaca e câncer do que o resto dos norte-americanos. Os adventistas, que têm o hábito de comer castanhas (amendoim, amêndoa e nozes) cinco ou mais vezes por semana, tinham metade de chance de sofrer ataque cardíaco ou de morrer de doença cardíaca do que aqueles que não consumiam.

- ❑ Também foi constatado que, mesmo as castanhas tendo altos níveis calóricos, aqueles que ingeriam mais castanhas por semana não eram os que tinham mais peso. Especialmente porque não consumiam uma quantidade grande por vez e tinham estilos de vida saudáveis.

- ❑ Estudos mostram que o consumo de nozes (22 gramas por dia) junto a uma dieta de baixa gordura é capaz de diminuir o colesterol ruim (LDL) em até 16%.

- ❑ Portanto, coma nozes com moderação, pois esse alimento contém muitas calorias, mas use-o como alternativa para outros alimentos gordurosos, como chocolate, docinhos de confeiteiro e outros lanches ricos especialmente em gordura saturada.

- Adicionando nozes picadas em uma salada ou ao sorvete, você incrementa o sabor e a textura, enquanto acresce vitamina E à sua refeição.

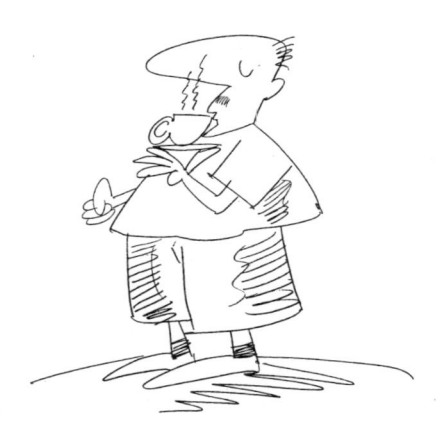

Café

- Há controvérsias sobre a relação entre o café e o colesterol. Alguns estudos sugerem que o café aumenta o colesterol; outros concluem o oposto. A maioria dos estudos conduzidos nos Estados Unidos mostrou que pessoas que não consomem café têm maiores índices de doença coronária do que aqueles que consomem café regularmente.

- O estudo de Framingham constatou que beber até 5 xícaras de café por dia pode baixar o risco de doença coronária.

- A boa notícia é que o consumo moderado de café não parece ter um impacto negativo sobre o coração. E alguns experts dizem que 1 ou 2 xícaras de café por dia não afetam o seu colesterol.

❑ Mas a cafeína pode afetar o corpo de outras maneiras. Se consumida em grandes quantidades, pode fragilizar os ossos e acelerar os batimentos cardíacos.

❑ Para complicar ainda mais a questão sobre o café e o colesterol, há também o papel da nicotina. Estudos mostram que pessoas que bebem muito café tendem a fumar mais do que aquelas que consomem café em doses moderadas. E o fumo tem implicações significativas no desenvolvimento da doença coronária.

A conexão entre o café e o colesterol

❑ Investigadores conduziram numerosos estudos sobre a relação entre o café, o colesterol elevado e a doença cardíaca. Mas os resultados não são conclusivos.

❑ Alguns desses estudos mostram que quando se está analisando o café e o colesterol, depende-se muito da forma com que ele é preparado. O Dr. Casteli, do estudo Framingham, sugere que o café fervido, como é feito na Escandinávia e na Turquia, tende a aumentar o colesterol total e o risco de doença cardíaca. Mas o café filtrado parece não provocar o aumento do colesterol e do risco de doença cardíaca.

❑ Pesquisadores da Universidade de Boston selecionaram 858 mulheres hospitalizadas com o primeiro ataque cardíaco e o mesmo número de mulheres saudáveis e analisaram hábitos dos dois grupos, incluindo o consumo de café. Eles constataram que, comparadas com as mulheres que não bebiam café, aquelas que relataram beber de 5 a 6 xícaras por dia tinham 40% a mais de risco de ter um ataque cardíaco. As que bebiam de 7 a 9 xícaras de café tinham 70% a mais de risco de ter um ataque cardíaco. Já as que bebiam menos que 5 xícaras por dia não apresentaram mais riscos do que as que não consumiam café. As saudáveis não apresentaram riscos adicionais com o café.

❑ Algumas pessoas que consomem café regularmente podem ter outros hábitos que podem ser maléficos aos níveis de colesterol. Por exemplo, a cafeína estimula a fome em certas pessoas. E algumas pessoas respondem a essa fome ingerindo alimentos que aumentam o colesterol. Contudo, é muito difícil isolar o efeito da cafeína sobre o colesterol e determinar se o aumento de colesterol é gerado pela cafeína ou por outros fatores.

❑ A maioria das pessoas não deve ficar muito ansiosa em relação ao consumo do café. Ele não precisa ser visto como um vilão. Mesmo que haja evidências sobre o efeito da cafeína no colesterol, estas provas ainda são muito inconsistentes.

❑ Se você desfruta do café com moderação e ele não aumenta a sua freqüência cardíaca, não há razão para parar.

❑ Mas lembre-se que o café não possui valor nutricional nenhum e pode estar tomando o lugar de outras bebidas (como sucos e leite desnatado), que trariam mais benefícios à sua saúde.

❑ Cafés mais elaborados, como o capuccino, contêm muito mais gordura do que você imagina. O leite integral e o *chantilly* adicionados ao café podem acrescer mais de 200 calorias e 8 gramas de gordura a ele.

- Por mais que haja dúvidas sobre o efeito da cafeína sobre os níveis de colesterol, sabe-se com mais certeza que a cafeína pode afetar os seus nervos e os ossos.

- Há médicos que consideram a cafeína como uma droga que causa dependência, como a nicotina e o álcool. Algumas pessoas são extremamente sensíveis a ela e ficam hiperativas quando bebem café. Segundo especialistas, essas pessoas devem limitar o consumo.

- A cafeína também pode causar osteoporose, a doença que deixa os ossos porosos e frágeis, e afeta milhares de mulheres e homens na terceira idade. A cafeína rouba o cálcio do corpo, fazendo com que ele seja expelido através da urina.

- Há pesquisas que mostram que o consumo de um copo de leite desnatado por dia pode repor as perdas de cálcio causadas pelo consumo de café. Então, faça questão de ingerir leite e outros produtos ricos em cálcio.

- Somente em duas ocasiões a cafeína deve ser retirada da sua dieta: em doença cardíaca e gravidez. **Recomenda-se que pessoas com risco de doença cardíaca bebam menos de 4 xícaras por dia.** E, mesmo que ainda não se saiba ao certo se a cafeína pode atrapalhar o desenvolvimento do feto, as futuras mães devem optar por não tomar cafeína durante toda a gravidez.

- Apesar de alguns pensarem que o café descafeinado oferece menos risco de aumentar o colesterol ruim, estudos mostram o contrário. O café descafeinado também pode elevar o colesterol e aumentar o risco de doença cardíaca; há fatores desconhecidos nesse produto que fazem o LDL aumentar.

Cálcio: o mineral multitalentoso

❑ O leite, ou melhor, o cálcio contido no leite é muito importante para o crescimento das crianças, ajuda a fortificar os ossos e também é o mais importante defensor contra osteoporose.

❑ A osteoporose já atinge 24 milhões de pessoas nos EUA, e a maior parte delas são mulheres acima de 65 anos.

❑ Estudos mostram que o cálcio pode ter efeitos benéficos sobre o nível de colesterol no sangue. Desde 1950, médicos investigam essa hipótese. Mas muitos estudos antigos sobre cálcio e redução de nível de colesterol não mostravam reduções muito grandes, pois eles somente consideravam o colesterol total. Estudos mais recentes têm analisado o efeito do cálcio nos componentes do colesterol separadamente: LDL (ruim), HDL (bom), que são consideradas medidas mais sensíveis ao risco de doença cardíaca.

❑ Pesquisadores da Universidade do Texas, em Dallas, fizeram um estudo com 13 homens com o colesterol moderadamente alto, em que alguns dos participantes submeteram-se a uma dieta com alto teor de cálcio (2.200mg por dia) e outros fizeram uma dieta com baixo teor de cálcio (410mg por dia) durante dez semanas. Depois, os dois grupos mudaram de dieta; os que tomavam altos teores de cálcio passaram a tomar baixas doses e vice-versa. Os pesquisadores observaram que a dieta de altas doses de cálcio fez baixar os níveis de colesterol dos homens em 6%. Os níveis de LDL baixaram em 11%. Como na relação entre colesterol e doença cardíaca 1% de decréscimo de colesterol total equivale a 2% de queda no risco de doença cardíaca, nesse estudo, os pacientes baixaram o seu risco em mais de 20%.

Como o cálcio pode baixar o colesterol?

❑ Segundo a Universidade do Texas, o cálcio pode bloquear a absorção de gordura saturada ao se unir, no sistema digestivo, a ácidos biliares que contêm colesterol. O corpo expele esses ácidos através da bile e conseqüentemente elimina junto o colesterol. Os homens participantes do estudo eliminaram 13% de gordura saturada durante a ingestão de altas doses de cálcio e somente 6% durante a ingestão de baixas doses de cálcio.

❑ A dose benéfica de cálcio por dia é de 1.000mg

✓ para mulheres de 25 a 50 anos de idade;

✓ para mulheres após a menopausa (de 51 a 65) que tomam estrogênio;

✓ para homens de 25 a 65 anos de idade.

❑ Essa dose sobe para 1.500mg por dia para mulheres na menopausa que não tomam estrogênio e para homens e mulheres com mais de 65 anos de idade.

❑ Foi constatado que 50% das mulheres acima de 35 anos de idade consomem em média menos de 500mg de cálcio por dia, o que é muito mais baixo que o necessário.

❑ Para aumentar o consumo de cálcio sem aumentar a ingestão de gordura, coma mais produtos desnatados derivados de laticínios, como leite desnatado, iogurte e queijos *light*. Eles têm a mesma quantidade de cálcio que o leite integral, mas possuem menos gordura saturada.

❑ Outros produtos ricos em cálcio são a sardinha, o salmão, a laranja e os vegetais verdes.

Carnes magras

❑ Mesmo que o seu colesterol seja alto, há maneiras de evitar a exclusão da carne vermelha da sua dieta.

❑ Se você souber escolher cortes mais magros, o consumo da carne vermelha com moderação pode até beneficiá-lo.

❑ A carne vermelha é uma ótima fonte de proteína, ferro, zinco e vitamina B.

❑ Porções pequenas de carne são suficientes para prover esses nutrientes. Isso é importante, pois os teores altos de gordura saturada da carne vermelha tornam o consumo desse produto limitado, para quem tem colesterol muito elevado.

✓ Na última década, o comércio do gado teve transformações pela demanda de uma carne vermelha mais magra. Soluções como ração menos gordurosa e cruzas com animais que possuem carne mais magra foram encontradas pelos criadores de gado para competir com carnes mais magras no mercado. Os criadores também começaram a vender a carne mais cedo, pois o gado mais novo tem menos gordura.

❑ Retirar a gordura da carne antes de cozinhá-la

também pode reduzir o teor de gordura saturada e colesterol ingerido.

❏ Estudos feitos no Texas, EUA, e na Austrália mostram que a carne de gado magra pode ser usada em dietas de baixa gordura, pois os fatores maléficos da carne estão principalmente na gordura.

❏ Para manter a carne vermelha na sua dieta saudável:

✓ Não a coma mais de 3 vezes por semana, e sempre em porções pequenas.

✓ A porção deve ser um pouco menor que a palma da mão ou do tamanho de um baralho de cartas.

✓ Coloque a carne no forno sobre uma assadeira com uma fôrma embaixo para conter a gordura que escorrer da carne e evitar excesso de fumaça na sua cozinha.

✓ Tire toda a gordura visível antes de cozinhar a carne. Sem essa gordura, a carne mantém o seu sabor, mas se reduz drasticamente a quantidade de gordura e calorias ingeridas.

✓ Use a carne como ingrediente e não como prato principal. Moa um bife grosso do tamanho da palma da sua mão e use o para fazer um espaguete com molho de carne, ou faça um estrogonofe usando iogurte light natural no lugar de creme de leite.

Cebola

❏ A cebola é composta por elementos antioxidantes, chamados de flavonóides, que também estão presentes em outros vegetais, frutas e chás.

- Estudos realizados na Índia mostraram que o consumo diário conjunto de suco de cebola e manteiga fazia com que os efeitos nocivos da manteiga fossem eliminados. E inclusive aumentou a capacidade dos participantes do estudo de dissolverem os coágulos do sangue, prevenindo o infarto.

- Outro estudo feito na Holanda mostrou que o composto flavonóide é responsável por reduzir o risco de doença coronária e infarto em homens idosos por ser capaz de bloquear a formação de coágulos no sangue. Ele é um antioxidante que também interfere na oxidação do colesterol ruim, o LDL, impedindo o acúmulo de placas nas artérias coronárias.

- Para introduzir a cebola na sua dieta, evite fritá-la no óleo ou na margarina. Prefira a cebola *sauté* no microondas com 1 ou 2 colheres de sopa de água.

Cenoura

- A cenoura tem muito betacaroteno, vitamina C e até vitamina A, que são nutrientes antioxidantes que ajudam a prevenir contra uma variedade de doenças, inclusive câncer.

- As cenouras são ricas em pectato de cálcio, um tipo de fibra solúvel que pode contribuir para a redução do colesterol juntando-se aos ácidos biliares responsáveis pela digestão de gorduras e transportando o colesterol para fora do corpo pelas fezes.

- Em um estudo conduzido em Edimburgo, na Escócia, os participantes consumiram durante três semanas 200g de cenoura (ou 2 cenouras) todas as manhãs. O efeito dessa dieta sobre o colesterol total foi um decréscimo de 11%. E ele se manteve baixo por mais três semanas após terem parado a dieta.

- ❑ A fibra nas cenouras cozidas parece se juntar aos ácidos biliares com a mesma eficiência que a fibra das cenouras cruas.
- ❑ Mantenha as cenouras em sacos plásticos no refrigerador para que elas não fiquem moles.
- ❑ Sugere-se que o cozimento do vegetal a vapor preserve mais os nutrientes do que a fervura, que chega a retirar 50% do betacaroteno e 90% da vitamina C.

Chá

- ❑ Se o seu dia não está completo sem uma xícara de chá, você pode estar fazendo um favor ao seu coração. Pesquisadores indicaram que o chá, especialmente o chá verde, pode ajudar a reduzir o risco de doença cardíaca e o nível de colesterol total no sangue.
- ❑ Depois da água, o chá é a bebida mais consumida no mundo.
- ❑ As folhas de chá são processadas de várias formas para a fabricação de três tipos básicos de chás: **preto**, **verde** e **oolong.** O chá preto, tipo mais consumido entre nós, é fermentado, quer dizer que as folhas são parcialmente secas, depois amassadas e deixadas por algumas horas, e finalmente completamente secas.

- O chá verde, mais bebido no Japão, na Coréia e na China, é simplesmente fervido, enrolado e amassado.
- O chá oolong é parcialmente fermentado e é uma mistura entre o chá preto e o verde.
- Uma xícara de chá possui mais ou menos 27mg de cafeína, 1/3 do que a quantidade equivalente de café.
- O chá verde tem recebido maior atenção científica e, de acordo com alguns especialistas, é o que mais benefícios traz para a saúde.

Qual o componente milagroso do chá?

- Muitos pesquisadores dão crédito aos compostos do chá chamados de polifenóis pela proteção cardiovascular. Os polifenóis agem como antioxidantes, os agentes químicos que ajudam a antagonizar os radicais livres, conhecidos por danificar as células, acelerando o envelhecimento e causando doenças cardíacas e câncer.
- O chá verde tem uma grande quantidade de polifenóis.
- Por outro lado, o processo de fermentação dos chás preto e oolong destrói os polifenóis presentes nas suas folhas. Por isso, eles não produzem o mesmo resultado.
- Os polifenóis ajudam a diminuir a oxidação do colesterol LDL. A oxidação é o processo químico que faz partículas de colesterol LDL se alojarem mais facilmente nas paredes das artérias.
- Os polifenóis são antioxidantes muito mais ativos do que a vitamina E, por exemplo.

- Um estudo sugere que as propriedades antioxidantes do chá podem também ajudar a reduzir a coagulação do sangue dentro dos vasos – a causa principal dos infartos, tromboses e embolias.

- O chá também contém flavonóides, compostos antioxidantes que parecem diminuir o processo do acúmulo do colesterol LDL na corrente sanguínea. Pesquisadores dinamarqueses descobriram que os homens que comem mais flavonóides (encontrados também em cebolas, maçãs e vinho) têm 50% menos chance de ter o primeiro ataque cardíaco.

Dicas para incluir chá na sua dieta

- Não há resultados conclusivos sobre a quantidade de chá que deve ser ingerida. Há evidências de que 2-3 xícaras por dia já ajudam a reduzir o nível de colesterol.

- Sozinho, o chá não pode ajudar a baixar o nível do colesterol. É necessária também uma dieta pobre em gorduras saturadas e de baixo nível de colesterol.

- Consuma chá com moderação se costuma ter ritmos irregulares do coração ou arritmias. A cafeína presente nele é um estimulante e tem a tendência de acelerar os batimentos cardíacos. Pessoas que tomam medicamentos para taquicardia, por exemplo, devem evitar a cafeína.

Chocolate

- Depois que ele desfrutou de má reputação por muito tempo, agora há novidades sobre o chocolate.

- Estudos sugerem que o chocolate não só baixa o colesterol LDL (ruim), como aumenta o HDL (bom). Os flavonóides encontrados no chocolate podem agir como antioxidantes, neutralizantes da formação da placa que entope as artérias e que provoca ataque cardíaco.

- Pesquisadores da Pennsylvania State University descobriram que a ingestão de quantidades moderadas de chocolate amargo como parte de uma dieta saudável pode ajudar o seu coração. 1 grama de chocolate amargo contém dez vezes mais antioxidantes do que 1 grama de morango.

- Uma dieta contendo 30 gramas ou mais de chocolate por dia aumenta o colesterol HDL (bom) e previne a oxidação do LDL (ruim), o processo que pode causar doença cardíaca.

Aqui está como você pode apreciar os doces benefícios do chocolate:

- Pense no chocolate como uma parte divertida e ocasional da sua dieta. O fato de ele fazer bem para a sua saúde não quer dizer que deva ser ingerido no café-da-manhã, almoço e jantar. Ele contém gordura, e quantidades exageradas causam o aumento do colesterol e ganho de peso.

- Opte pelos mais escuros. O chocolate meio-amargo tem mais cacau que o chocolate ao leite (e o amargo tem mais ainda). Mesmo que isso não garanta maior quantidade de antioxidantes, você estará ingerindo menos gordura saturada e ao mesmo tempo adquirindo antioxidantes.

Cogumelos

❏ O cogumelo é usado pelos japoneses desde os velhos tempos. Eles acreditam que esse alimento pode ajudar a prevenir e tratar o câncer e outras doenças degenerativas. Os fungos mais usados são o shitake e o redondinho tradicional.

❏ Mas de acordo com alguns estudos, os cogumelos também têm a capacidade de baixar o colesterol.

❏ Até hoje as pesquisas sobre o fato da ingestão de cogumelos diminuir os níveis de colesterol são escassas e intrigantes.

A magia dos cogumelos

❏ É difícil imaginar que os cogumelos sejam capazes de reduzir o colesterol, principalmente por se constituírem em 90% de água. Mas os 10% remanescentes contêm uma riqueza de nutrientes que incluem potássio, cálcio, riboflavina, niacina e ferro.

❏ Alguns fungos contêm muitas proteínas, e todos os aminoácidos essenciais.

❏ Os cogumelos também contêm fitoquímicos – substâncias provenientes de plantas que ajudam a combater algumas doenças.

❏ Desde o final dos anos 60, pesquisadores em Tóquio vêm estudando o efeito de cogumelos shitake sobre o colesterol. Em um estudo, mulheres jovens comeram 90g de cogumelos shitake frescos (mais ou menos 5 cogumelos) por dia. A média do nível de colesterol dessas mulheres baixou 12% em uma semana. Quando pesquisadores conduziram um estudo parecido com 30 pessoas com mais de 60 anos, a redução foi de 9% em uma semana.

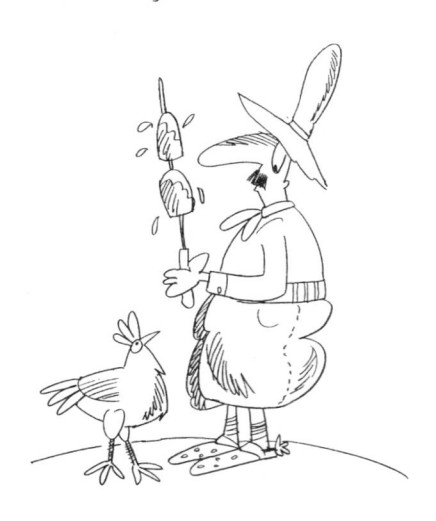

Frango

- O frango tem menos gordura saturada e mais gordura poliinsaturada que a carne de gado.

- 75 gramas de filé mignon magro grelhado tem 8,5 gramas de gordura e 3,2 gramas de gordura saturada. A mesma quantidade de frango grelhado sem pele contém 3,1 gramas de gordura e menos de 1 grama de gordura saturada.

- Para adicionar aves a uma dieta saudável, você precisa escolher os cortes corretos e prepará-los com pouca ou sem gordura.

- A carne clara do frango contém menos gordura que a carne escura. O peito é a parte mais magra do frango. Um peito de frango sem pele tem 19% de suas calorias provenientes de gordura. Enquanto 1 coxa e sobrecoxa sem pele, têm 40% das suas calorias provenientes de gordura.

- Mesmo que a perna inteira do frango (carne escura) tenha mais gordura que o peito (carne branca), ainda contém menos gordura que a maioria das carnes vermelhas.

- Se for cozida no forno, na grelha ou no espeto, a gordura diminui, pois derrete e escorre. As panelas tipo "bom apetite" são ideais para cozinhar o frango, pois recolhem a gordura que escorre e pode-se eliminá-la.

- Sempre tire a pele da galinha, você estará eliminando 50% da gordura e boa parte das calorias.

- Mas se você não gosta do sabor do frango quando é feito sem a pele, retire-a depois de cozinhar, assim a carne ficará mais úmida. Foi constatado que a gordura da pele permanece nela durante o cozimento, sem passar para a carne.

- Uma alternativa boa e de baixa caloria é cozinhar o frango com *spray* de azeite em pouca gordura, acompanhado de vegetais frescos, temperos e ervas.

- Uma alternativa saudável e gostosa para evitar "fritar" o peito de frango sem pele é cobri-lo com claras de ovos e um pouco de farinha de pão e cozinhá-lo no forno.

Feijão

- O feijão é uma alternativa de baixo teor de gordura, alto teor de proteína e baixo custo.

- Muitas variedades de feijão reduzem o colesterol por possuírem fibra solúvel, que o elimina já no tubo digestivo.

- Feijão também contém Ômega-3, uma gordura poliinsaturada que ajuda a prevenir a doença cardíaca.

- Possui também muito cálcio, o que, já se comprovou, ajuda a diminuir o colesterol (ver cálcio).

- Em um estudo feito em Kentucky, os participantes apresentavam em média níveis de colesterol total de 260. Comeram 1 xícara e ½ de feijão por dia durante três semanas. O experimento evidenciou a diminuição de 57 mg/dL no colesterol total e 51 mg/dL no LDL.

- Em um estudo feito na Nova Zelândia, mostrou-se que o feijão tem o mesmo efeito redutor do colesterol que a aveia, mas também é capaz de aumentar o colesterol bom, o HDL, ao contrário da aveia.

- Em algumas pessoas, o feijão pode provocar desconforto gastrointestinal. Os componentes que causam esse desconforto são: estaquiose e rafinose, dois açúcares. Para prevenir os gases, deixe o feijão de molho 24 horas antes de cozinhá-lo e depois descarte a água em que ele estava. Dessa forma, pode-se quebrar alguns desses açúcares.

Fibras

- **Fibras solúveis,** como a pectina e o psilium, encontradas no centeio, no feijão, na ervilha e na maçã, ajudam a controlar a forma que o seu corpo produz e elimina o colesterol.

- **Fibras insolúveis**, que são abundantes em vegetais, frutas e cereais, ajudam a manter a digestão regular, fazendo com que os alimentos passem rapidamente pelo organismo.
- **As fibras** não são apenas laxantes naturais. Elas têm a propriedade de impedir a reabsorção de bile no intestino, que contém colesterol. Assim, mais colesterol é eliminado pelas fezes.
- Uma dieta rica em fibras pode reduzir o risco de câncer de cólon, diabetes e de doenças das coronárias, assim como derrames cerebrais, por reduzir a absorção de gorduras no aparelho digestivo.
- Um estudo feito em Lexington, Kentucky, mostrou que uma dieta com baixo teor de gordura e 25 gramas de fibras por dia diminuiu o colesterol total dos participantes em 13%.
- Outro estudo, agora da Stanford University, demonstrou que indivíduos que comem 15 gramas de fibra solúvel por dia têm seu LDL reduzido em 14,9%.
- Deve-se consumir de 25 a 30 gramas de fibras por dia.
- Para ingerir fibras através de alimentos, deve-se comer a casca de frutas e vegetais (como maçãs e batatas) e frutas com sementes comestíveis (como amoras e figos). No entanto, muito cuidado em relação às cascas das frutas, pois muitas vêm carregadas de agrotóxicos.
- Ingira fibras através de alimentos. Aqui estão alguns exemplos de alimentos ricos em fibras:

Alimento	Fibra total(g)	Fibra solúvel (g)
Cereal All-bran (¼ de xícara)	8,6	1,4
Maçã, com casca (pequena)	2,8	1,0
Amoras (¾ de xícara)	3,7	1,1
Broto de alfafa (1 xícara)	5,0	2,6
Cenoura crua (1)	2,3	1,1
Figo seco (3)	4,6	2,2
Lentilha, fervida (½ xícara)	5,2	0,6
Laranja (pequena)	2,9	1,8
Pêra (pequena)	2,9	1,1
Ervilhas cozidas (½ xícara)	4,3	1,3
Ameixa com casca (2 médias)	2,4	1,1
Batata cozida (1)	5	1,2
Passas sem sementes (½ xícara)	1,6	0,8
Espaguete integral cozido (1 xícara)	5,4	1,2
Espinafre cozido (½ xícara)	1,6	0,5
Batata-doce cozida (½ xícara)	2,7	1,2
Germe de trigo tostado (¼ de xícara)	5,2	0,8
Feijão branco cozido (½ xícara)	6,5	2,2

Frutas

- As frutas virtualmente não têm gordura e são compostas por fibras solúveis que ajudam a baixar o colesterol. As fibras insolúveis, também presentes nas frutas, reduzem o risco de câncer de cólon e mantêm o intestino funcionando regularmente.

- As frutas que contêm altas quantidades de fibras solúveis são a maçã, o morango, a pêra, a ameixa e a banana.

- A maioria das frutas contém a fibra solúvel chamada pectina, uma substância que funciona como um antioxidante natural do colesterol.

- Há estudos que mostram que as frutas ajudam a absorver o colesterol ruim (LDL) que entope as artérias, eliminando-o pelas fezes.

Goiaba

- Em um estudo feito na Índia, mostrou-se que participantes que comeram mais de 500 gramas de goiaba diariamente durante 12 semanas diminuíram os seus níveis de colesterol em 10% e aumentaram o HDL em 8%.

Ameixa

- Em um estudo feito na Universidade da Califórnia, em Davis, nos EUA, homens foram submetidos a uma dieta de 12 ameixas diárias. Observou-se que, depois de um mês, eles apresentavam uma redução de colesterol total em média de 250 para 225 e LDL de 158 para 151.

- **Mas não há nada de especial na goiaba ou na ameixa. A mensagem a ser levada é que o consumo diário de frutas pode diminuir o colesterol ruim (LDL) e aumentar o bom (HDL).**

- Essa conclusão surgiu de um outro estudo feito na Índia, que media o risco de doença coronária. Eles monitoraram 621 pessoas em uma dieta de baixa gordura e baixo colesterol por um mês. As pessoas que consumiram maior número de frutas e verduras, durante este período, reduziram o seu colesterol em até 7,3%, e o HDL, em 5,6%.

- Outra razão pela qual as frutas fazem bem à saúde é o alto teor de vitamina C. As frutas vermelhas, cítricas e o melão são exemplos de frutas ricas em vitamina C.

- A vitamina C é um nutriente relacionado com a redução da doença cardíaca e do risco de morte por essa doença.

- O governo norte-americano recomenda que a população consuma 5 porções de frutas e/ou verduras por dia. Isso pode parecer muito, mas não é tão difícil de se conseguir.

- Um copo de suco de laranja e meio mamão pequeno, consumidos no café da manhã, valem como uma porção cada. Portanto, mais uma fruta durante a tarde, como lanche, e um prato de verdura/salada e uma batata no jantar somam cinco porções no total.

- Adicione frutas às suas receitas. Frutas tropicais vão bem em saladas e até mesmo em pratos com frango, peixe ou peru. Seja criativo.

- Sucos batidos são uma outra forma de adquirir os nutrientes da fruta. Liquidifique frutas vermelhas ou banana com água bem gelada e você obterá uma bebida refrescante para o verão.

- Batidas com leite também são fáceis de fazer, simplesmente adicione frutas da sua preferência ao leite e liquidifique-as. Use o leite desnatado para evitar gordura.

- Prefira comer a própria fruta do que só o seu suco, pois esta contém pectina, a fibra que reduz o colesterol, e muitas frutas possuem um grande número de nutrientes em suas cascas.

- Mesmo sucos feitos com a polpa da fruta não têm a mesma quantidade de nutrientes que reduzem o colesterol. Mas isso não deve impedi-lo de beber o seu suco preferido, somente lembre-se de comer a fruta também.

> **Adicione fibra na sua dieta sem engordar: coma frutas.**

Iogurte

- O iogurte por si só não ajuda a diminuir o colesterol total, mas a sua versão desnatada ou light pode ser uma ótima alternativa para lanches entre refeições, porque possui baixas calorias, baixo teor de gordura e supre as necessidades de cálcio.

- Um copo de iogurte tem mais cálcio que um copo de leite, quase a metade da necessidade diária de cálcio (1.000mg).
- Outra vantagem do iogurte é que possui pouca lactose, que é o açúcar do leite, proibido para os que têm intolerância a ela.
- Verifique se o iogurte que você compra apresenta baixo teor de gorduras e calorias, pois alguns possuem 300 calorias ou mais e têm até 11 gramas de gordura! Evite-os.
- Na culinária, experimente adicionar iogurte em molhos para vegetais cozidos ou saladas. Troque a maionese pelo iogurte sem gordura, pois isso vai fazer uma grande diferença na quantidade de gordura saturada ingerida na sua refeição.
- Mais uma modalidade do iogurte é o *frozen*, para substituir o sorvete. Já há no mercado várias marcas que o produzem com menor quantidade de calorias e de gordura do que um sorvete normal.
- Se você tem diabetes, pode usar iogurtes com adoçantes artificiais, mas se você for diabética e estiver grávida, evite produtos que usam essas substâncias artificiais. Escolha iogurtes naturais e misture frutas a ele, como uma alternativa.

Leite desnatado

- O leite ajuda a prevenir a osteoporose, é rico em proteína, minerais e vitaminas A e D.
- Mas para diminuir o colesterol, o leite integral não ajuda, pois um copo contêm 8 gramas de gordura, 33 miligramas de colesterol e 150 calorias.

- O leite desnatado tem em média 0,4 gramas de gordura, 4 miligramas de colesterol e 85 calorias. E inclui todos os nutrientes do leite integral, inclusive a quantidade de cálcio. O leite desnatado contém somente 5% de suas calorias provenientes de gordura.

- Segundo estudo da Universidade de Minnesota, em Minneapolis, substituindo o leite integral pelo leite desnatado podemos reduzir o colesterol total em 7% e o LDL em 11%.

Maçã

- O agente da maçã contra o colesterol alto se chama pectina. É uma substância encontrada em frutas e verduras e que funciona como um redutor natural do colesterol.

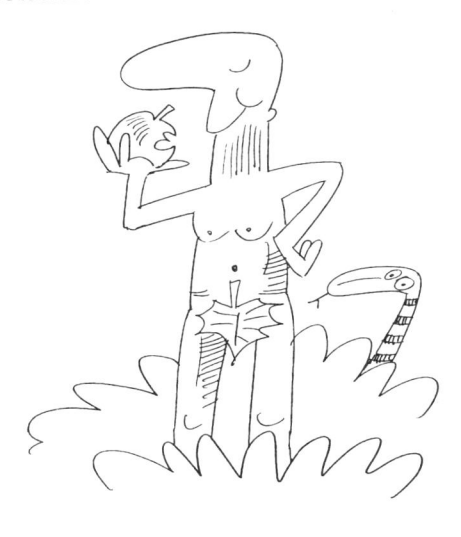

- Não é por nada que os ingleses dizem *an apple a day sends the doctor away* (uma maçã por dia mantém os médicos longe).

- A pectina é uma fibra solúvel que ajuda a eliminar o colesterol. Uma maçã tem em média 1,08 gramas de pectina.

- As maçãs também contêm flavonóides. Estudos comprovam a eficiência dos flavonóides, que cortam o processo de acúmulo do colesterol LDL na corrente sanguínea.

- Você precisa ingerir mais de 1 maçã por dia para ter os benefícios dos flavonóides contra o colesterol. Mas adicionar na sua dieta mais maçãs e outras frutas e vegetais com quantidade alta de fibras já é um passo na direção correta.

- Na França, um estudo mostrou que 80% dos homens e mulheres que consumiram 2 a 3 maçãs por dia durante um mês baixaram em 15% o seu colesterol total, em média, e o colesterol bom, o HDL, aumentou levemente.

Como comer o fruto que deixou de ser proibido

- A melhor forma de comer a maçã é crua, mas ela também pode ser adicionada na salada, em tortas e doces, e em pratos salgados.

- Mas é importante lembrar que, se a maçã acompanha um prato muito gorduroso, você estará sabotando os benefícios dela.

- Para manter a maçã crocante, deixe-a no refrigerador,

dentro de um saco plástico. A maçã em temperatura ambiente amolece dez vezes mais rápido.

Ovos

- Por mais que você já tenha ouvido o quanto é importante cortar os ovos da sua alimentação, é possível manter uma vida saudável com o consumo moderado de ovos.

- Os ovos também possuem componentes benéficos para a saúde, como vitaminas E e B_{12}, folato, riboflavina, fósforo, ferro e têm menos de 2 gramas de gordura saturada. E também são ricos em proteína.

- Os ovos são uma forma barata e efetiva de consumir proteína. A maior parte da proteína do ovo está localizada na parte branca, a clara, e todo o colesterol está na gema.

- Em média, a gema de um ovo contém 213 mg de colesterol – mais de 2/3 do limite diário de 300mg recomendado pela Associação Americana do Coração (*American Heart Association-AHA*).

- A AHA diz que adultos saudáveis podem consumir até 4 ovos por semana, mas sugere que os indivíduos com colesterol elevado se limitem a 1 ovo por semana.

- Para fazer receitas que requerem ovos, pode-se substituir cada ovo inteiro que a receita requer por 2 claras, e a consistência não mudará. Contudo, a substituição de muitos ovos pode resultar em uma consistência mais líquida.

- Há indivíduos que aumentam o seu HDL colesterol em 25% ao ingerir 2 ovos por dia, enquanto para outros não há alteração alguma. Não há como saber quem responde desta forma ao consumo de ovos. Se você ingere ovos diariamente, faça a determinação do seu HDL com maior freqüência para conhecer sua forma de resposta.

❑ Os diabéticos, segundo um estudo de Harvard, não devem ingerir ovos, pois têm risco maior de desenvolver aterosclerose.

❑ Não frite ovos em banha ou na manteiga, faça-o com pouco azeite, em panela de teflon, ou fervido.

Peixe

❑ A carne de peixes de água salgada apresenta baixo índice de gordura saturada e contêm gorduras poliinsaturadas chamadas Ômega-3, muito benéficas para a saúde.

❑ Há mais de 30 estudos feitos com peixe e Ômega-3; na maioria deles, o Ômega-3 baixou a concentração do colesterol total. Os triglicérides também tendem a diminuir.

❑ Ômega-3 também baixa a pressão arterial.

❑ Geralmente, o peixe mais "gordo" possui mais Ômega-3.

❑ Os peixes não produzem esses ácidos graxos em seu próprio organismo. Eles provêm de alimentos do oceano, como algas-marinhas e vegetação de água fria. Peixes criados em açudes e água doce não contêm Ômega-3.

❑ Mas o consumo de peixe também traz outros benefícios para a sua saúde, pois sua carne tem menos gordura saturada do que a carne vermelha e até do que as aves.

- ❑ Um filé de peixe grelhado do tamanho da palma de sua mão contém em média 89 calorias, 47 miligramas de colesterol e menos de 1 grama de gordura saturada. Isto é muito pouco.

- ❑ Estudos com esquimós mostraram que, apesar do alto consumo de gordura de peixe em suas dietas, eles tinham baixa ocorrência de doença cardíaca. Isso estava relacionado com o fato de a gordura ingerida ser proveniente de peixes.

- ❑ Médicos sugerem a ingestão de peixes de água salgada 2 a 3 vezes por semana para maximizar os benefícios do Ômega-3.

- ❑ Peixes enlatados, como atum e salmão, possuem os mesmos benefícios que os frescos. Esta é uma forma barata e fácil de consumir Ômega-3. Para economizar em calorias, prefira o peixe armazenado em água em vez do armazenado em óleo.

- ❑ Se for comprar peixe fresco, procure peixes com escamas limpas e aderidas, olhos brilhantes e transparentes, e guelras vermelhas ou rosadas. Quando comprimida, a pele deve voltar ao lugar.

- ❑ O cheiro deve ser suave, e a superfície deve estar umedecida, mas não pegajosa.

- ❑ Como não há gordura visível no peixe, diferente da carne vermelha, não é possível retirá-la durante o preparo. Mesmo assim, aconselha-se desprezar a parte escura às vezes localizada sob a pele.

- ❑ Se você usar shoyo, ou molho de soja, para preparar o peixe, prefira a versão light, com baixos teores de sódio.

- ❑ Dica para evitar fritar o seu peixe: cubra-o com claras de ovos e farinha de pão e cozinhe-o no forno até ficar crocante. Esta é uma alternativa saudável para a sua dieta. Depois adicione suco de limão e temperos.

Pimenta-malagueta

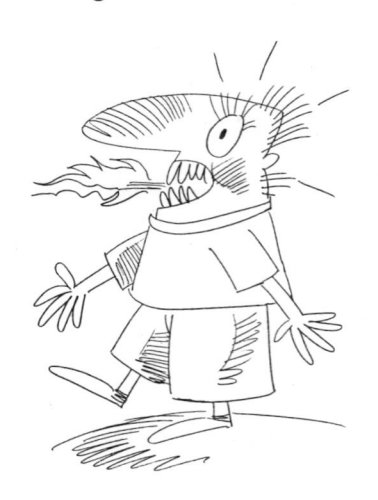

- ❑ A pimenta-malagueta, além do sabor picante e a capacidade de dar vida a qualquer prato, possui vitamina A, que é conhecida por estimular o sistema imunológico e proteger contra o câncer. Ela também apresenta vitamina C, que tem inúmeras qualidades, principalmente como antioxidante.

- Um composto da pimenta-malagueta é a capsaicina, que dá o sabor forte a ela e ajuda a diminuir os níveis de triglicérides.

- Essa pimenta também é capaz de reduzir o risco de infarto, por ser um reagente que aumenta a habilidade do sangue em desfazer coágulos na circulação.

- Foi comprovado através de estudos feitos na Índia e no Ohio State University College of Medicine, EUA, usando ratos de cobaias em laboratórios, que a capsaicina é capaz de reduzir os níveis de triglicérides de forma significativa.

- Tome cuidado ao consumir este condimento se você não está acostumado. Adicione-o em doses pequenas e experimente.

- Se a sua boca "pegar fogo" após comer um alimento temperado com pimenta-malagueta, não beba água, pois pode espalhar a capsaicina para toda a sua boca. Prefira beber leite ou comer uma colher de iogurte, pois a proteína do leite, chamada caseína, pode ajudar a suavizar as "chamas" provocadas pela capsaicina.

Pipoca

- Este alimento, quando preparado com pouca ou sem gordura, é um lanche saudável cheio de carboidratos complexos e fibras, com baixa caloria, e que sacia a vontade de comer outras guloseimas piores.

- A metade da fibra presente na pipoca é solúvel, o tipo que ajuda a reduzir o colesterol do sangue.

- Uma porção de pipoca (3 xícaras) feita sem gordura contém 81 calorias. A pipoca de microondas é mais saudável que a pipoca feita no óleo. Mas escolha a pipoca light, com baixa gordura e pouco sódio.

- Se você for fazer a pipoca em óleo, use azeite de canola. Mas não se engane, mesmo o óleo de canola contém alguma gordura saturada. Use uma porção menor.

- Algumas redes de cinema norte-americanas trouxeram para o Brasil, junto com as suas salas de projeção, seus hábitos na forma de preparo e nas quantidades em que os tira-gostos são servidos nas lanchonetes que as antecedem. Portanto, se você for comer pipoca no cinema, observe antes como elas são preparadas.

- Nos Estados Unidos, as pipocas do cinema são feitas com óleo de coco, porque ele dura. Mas ele contém 86% de gordura saturada. Um balde de pipoca com manteiga contém mais de 1.600 calorias e quase 130 gramas de gordura. Isto equivale a 8 Big Macs. Uma porção pequena (5 xícaras) de pipoca com manteiga contém 20 gramas de gordura total, e 14 delas de gordura saturada. Ainda é demais.

Queijos

- O queijo é uma forma concentrada do leite. 4 litros de leite são usados para fazer meio quilo de queijo. A maioria dos queijos com altos teores de gordura possui 60% de suas calorias provenientes de gordura.

- Mas não desista deste alimento tão gostoso, pois a sua versão light e com menos gordura também possui quantidades de cálcio benéficas à saúde.

- ❏ Procure evitar queijos gordurosos como o *camembert*, o *brie* e outros.

- ❏ A chave para encontrar queijos mais saudáveis no supermercado é ler os rótulos com os valores nutricionais. Escolha aqueles que têm pouca gordura total, menos calorias provenientes de gordura, e com poucas gramas de gordura saturada.

- ❏ Escolha também queijos com menor porcentagem de gordura do que de proteína. Por exemplo, exclua um queijo com 20% de gordura e 15% de proteína.

- ❏ No Brasil, dispomos do queijo de minas, com baixo teor de gordura. Deve ser a escolha de quem tem colesterol elevado.

- ❏ Coma em quantidades pequenas. A razão pela qual os franceses conseguem se manter saudáveis é o fato do queijo ser consumido em quantidades limitadas. Estes também são acompanhados por pão e frutas, e normalmente gosto forte, o que limita a quantidade consumida.

Soja

- ❏ Esse produto, mais conhecido na medicina alternativa, tem recebido reconhecimento da medicina tradicional nas últimas décadas pela sua riqueza em nutrientes benéficos à saúde.

- ❏ Nos Estados Unidos, hoje, há uma quantidade enorme de produtos industrializados com soja para substituir produtos com excesso de gordura saturada ou colesterol. Por exemplo, salsicha de soja, hambúrguer de soja, leite de soja e muitos outros.

- Em 1999, o FDA autorizou a inclusão dos benefícios da soja contra a doença coronária nos rótulos dos produtos feitos à base de soja.

- Há provas de que adicionando somente uma pequena quantidade de soja na dieta diária pode-se diminuir o risco de ocorrência de cânceres, aliviar sintomas da menopausa, ativar o sistema imunológico e baixar a pressão arterial.

- Vários estudos conduzidos mundialmente indicam que a ingestão diária total de 25 gramas de proteína de soja como parte de uma alimentação saudável pode baixar o colesterol total e o LDL dramaticamente.

- A soja é rica em isoflavonas, um tipo de fitoestrogênio encontrado predominantemente em legumes e no feijão.

- As populações asiáticas consomem regularmente altas quantidades de soja nas suas alimentações, o que está relacionado ao baixo risco de doença cardíaca observado nessas populações.

- Japoneses do sexo masculino apresentam os menores índices de doença cardíaca no mundo, e as mulheres japonesas apresentam o segundo menor índice de incidência de doença cardíaca no mundo.

- Um japonês (homem ou mulher), em média, consome de 50 a 80 gramas de soja por dia; em média, em outros países, o consumo é de 5 gramas por dia. Será este o motivo pelo qual existam 30.000 japoneses com mais de 100 anos de idade?

Alguns produtos feitos de soja encontrados no supermercado:

Chocolate

Tofu

Queijo

Iogurte com proteína de soja

Leite

Sucos

Salgadinhos

Grãos de soja torrados

Chocolate

- ❏ O tofu é o mais tradicional produto feito da soja. Mas hoje já há vários produtos fabricados para substituírem outros ricos em colesterol e gordura saturada.
- ❏ Apesar de a soja não estar isenta de gordura, os níveis são mais baixos do que os da carne e dos laticínios.
- ❏ O grão da soja também é rico em fibras, o que ajuda a diminuir o colesterol e desbloquear as artérias.
- ❏ Há especulações a respeito da soja de que, por exemplo, uma substância presente nela, chamada genisteína, poderia ajudar a prevenir a formação e acumulação de placas de gordura nas artérias.
- ❏ Há mais de 40 estudos que mostram os benefícios da soja na redução do colesterol.

- A soja é muito usada em bebidas para dietas de emagrecimento em forma de proteína em pó, também conhecida como ISP (Proteína de Soja Isolada) ou TSP (Proteína de Soja Texturizada), usada em alimentos como salsichas, hambúrgueres etc.
- Investigações descobriram que o consumo de 47g de proteína de soja por dia no lugar de proteína animal pode reduzir o colesterol total em 10%, o LDL em 13% e os triglicerídeos em 10,5%.
- Como cada 1% de redução do colesterol total equivale a 2% de redução do risco de doença coronária, o risco diminui 20%.

Sobremesas

- Tente substituir doces altamente calóricos por gelatinas light e frutas frescas.
- Se você tiver desejo de comer chocolate, opte por produtos industrializados reduzidos em gorduras e calorias e dê preferência ao chocolate amargo.
- Flan ou pudim light e iogurtes com baixo teor de gordura são boas alternativas para sua sobremesa.
- Fique atento a produtos denominados light, ou sem gordura, que podem conter muita caloria mesmo sem ter muita gordura saturada.
- Prefira *frozen* iogurte no lugar de sorvete. Em média, um sorvete tem 15 gramas de gordura, *sorbets* e *frozen yogurts* possuem de 4 a 0 gramas.
- Pudim de claras é outra alternativa saudável, mas a quantidade de açúcar deve ser regulada.
- Nas receitas que requerem ovos, reduza o número

de ovos inteiros. Por exemplo, se a receita pede 3 ovos, use um inteiro, e duas claras.

Suco de laranja

- Um estudo feito no Canadá comprovou que o consumo de suco de laranja pode aumentar o HDL (bom) e baixar o LDL (ruim). Foi justificado que possivelmente o HDL aumentou pela presença no suco do flavonóide da laranja chamado hesperidina, que é menos comum em outras frutas.

- Ainda não se sabe quais quantidades seriam ideais para trazer benefícios à saúde.

- Mas são necessárias pelo menos 4 laranjas para fazer um copo de suco que pode ajudar aqueles com LDL alto e HDL baixo.

- Como o suco de laranja tem 110 calorias por copo, indica-se diminuir outros alimentos calóricos da sua dieta quando você adicionar o consumo deste suco à sua alimentação diária.

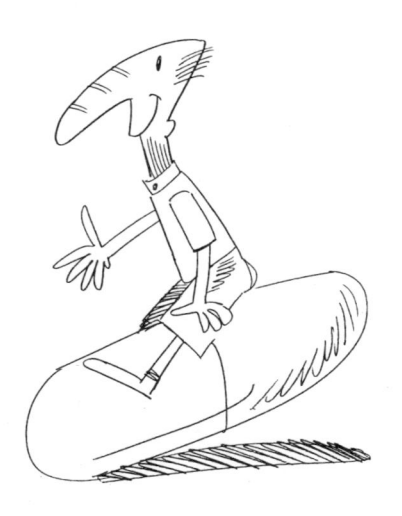

CAPÍTULO 12
Suplementos nutricionais que baixam o colesterol

Um grande número de produtos vendidos como suplementos nutricionais apregoam sua capacidade de baixar o colesterol total. Vamos revisar aqui alguns, reconhecidamente aceitos na literatura médica, apesar de suas limitações serem amplamente conhecidas: raramente esses produtos reduzem mais do que 20% do colesterol total e nem todos elevam o HDL.

O grande debate: comer ou suplementar

❑ Se as pessoas consumirem somente as quantidades descritas pelos **valores diários** (VD) indicados, várias vitaminas e nutrientes que podem protegê-las do câncer, do colesterol alto e de doenças cardíacas não serão consumidas nas doses necessárias.

❑ A vitamina C, por exemplo, para ajudar a evitar o risco de doença coronária, câncer ou catarata, deve ser usada em níveis muito superiores ao que o VD indica.

❑ Portanto, o consumo de suplementos em forma de comprimidos, pós ou poções permite que você ingira a quantidade necessária de certa vitamina sem precisar comer quantias anormais dos alimentos dos quais ela provém.

> **Aqui estão alguns exemplos de suplementos de substâncias necessárias para a saúde e como devem ser usados.**

Alho

❑ Se você não gosta do sabor do alho, considere tomá-lo em cápsulas. Algumas contêm 2,7 gramas de alho, o equivalente a 1 dente de alho.

❑ Para limpar as suas artérias, sem espantar as pessoas à sua volta, você pode optar por suplementos de alho desodorizados.

❑ Ainda não está comprovado, mas está cada vez mais evidente que há uma relação entre o alho e a redução do colesterol total e LDL (ruim).

Antioxidantes

Tipos de suplementos antioxidantes

- Betacaroteno – É um pigmento vegetal que age como precursor da vitamina A, tornando-se assim um antioxidante potente.
- Vitamina C – É o antioxidante mais conhecido.
- Vitamina E – É outra vitamina considerada antioxidante.

Suplementos antioxidantes funcionam?

- Um grande estudo feito na Inglaterra mostrou que os pacientes que tomaram suplementos antioxidantes reduziram os níveis de colesterol total e LDL. De acordo com os resultados, sugerem tratar os pacientes com níveis muito altos de colesterol e risco de doença cardíaca com remédios associados a suplementos antioxidantes.
- Estudos de Harvard mostraram que pessoas que consumiam suplementos de vitamina E que foram monitoradas durante 4-8 anos tinham menos risco de desenvolver doença cardíaca. Mulheres que consumiam suplementos de vitamina E tinham 34% menos risco de desenvolver doença cardíaca comparadas com mulheres que consumiam menor quantidade dessa vitamina. Homens que tomavam 100 ou mais unidades internacionais de vitamina E por pelo menos 2 anos diminuíram o seu risco em 37% comparados com aqueles que não tomaram nenhum suplemento dela.

- Porém, cuidado. O mesmo estudo quando ampliado para 10 anos não confirmou os mesmos resultados, havendo atualmente descrédito sobre a suplementação de vitamina E como auxiliar na redução do risco cardiovascular.
- Esses são somente alguns dos numerosos estudos sobre os benefícios dos suplementos antioxidantes para as doenças coronárias e para o colesterol alto. Ainda existem muitas dúvidas a serem esclarecidas.

> - **As doses necessárias para obter o efeito antioxidante desejado ainda devem ser definidas, mas são sempre muito acima dos valores diários (VD). O VD para vitamina C é de 60 mg, mas para obter efeitos antioxidantes deve ser ingerido 1g por dia. Para a vitamina E, é de 30 unidades internacionais (UI), enquanto a dose antioxidante é de 400 UI. Entre 5 e 6 miligramas diários de betacaroteno parecem ser suficientes.**

- Mesmo que se recomende o uso de suplementos antioxidantes, eles não excluem a necessidade de dieta pobre em gordura. Para baixar o colesterol, é preciso também ingerir menos gorduras e menos colesterol.
- Cientistas acreditam que antioxidantes podem ajudar a prevenir algumas doenças, inclusive a cardíaca, porque reduzem a atividade dos radicais livres e podem estancar os danos celulares causados por eles.

- Antioxidantes podem ajudar a aumentar o colesterol HDL (bom) e baixar o LDL, que entope as artérias.

Arginina

- Você provavelmente sem saber já consome essa sustância atuante no combate ao colesterol. Arginina é um aminoácido encontrado na galinha e em outros tipos de carne e também em amêndoas, amendoins etc.
- Em média, uma pessoa ingere 5 gramas desse composto por dia.
- O corpo transforma a arginina em uma substância natural chamada óxido nítrico, que é o maior dilatador de artérias que se conhece.
- Estudos mostram que a ingestão de 6 a 9 gramas adicionais de arginina por dia, além de melhorar o fluxo da corrente sangüínea coronária, pode baixar o colesterol.

Como a arginina funciona?

- Ela age como um antioxidante e, além disso, mantém a elasticidade e o fluxo dos vasos sangüíneos, reduzindo os riscos do depósito de colesterol nos vasos.
- A conexão entre a arginina e a redução do risco de doença cardiovascular não está completamente comprovada.
- A suplementação de arginina é necessária para pessoas que se exercitam e que são portadoras de doença arterial nas coronárias ou nas pernas.

- Se esse for o seu caso, você deve procurar um médico antes de começar uma rotina de exercícios ou a ingestão de suplementos desse composto.
- Hoje, há até barrinhas nutritivas que contêm arginina. Há também cápsulas com essa substância.

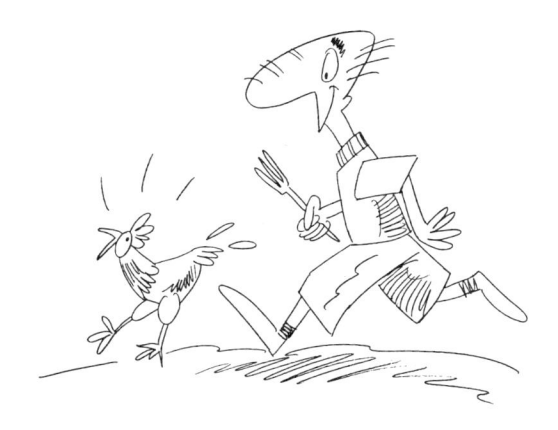

Cálcio

- Se você suspeita que não está ingerindo a quantidade necessária de cálcio na sua dieta, considere tomar suplementos de cálcio, que são vendidos em farmácias e lojas de alimentos naturais. Os suplementos mais comuns contêm carbonato de cálcio.
- Ao tomar suplementos de cálcio, lembre-se:

    ✓ tome-os em doses pequenas, de 500 miligramas ou menos por dia;

    ✓ tome-os durante as refeições, para garantir uma boa absorção.

- Limite o consumo de comidas gordurosas, produtos com cafeína e álcool, e tabaco. Todos eles podem dificultar a absorção do cálcio.

- A vitamina D é essencial para a absorção do cálcio. Tome doses diárias de 400 UI. Consuma alimentos com vitamina D adicionada.

- Considere tomar cápsulas de multivitaminas, que suprem 100% da quantidade necessária diária de vitamina D.

- Evite suplementos de cálcio que contenham alumínio. Esse composto pode destruir o estoque de fosfato do corpo, que também é necessário para a absorção do cálcio. Mas se você tiver uma úlcera no estômago e precisar tomar suplementos que contenham alumínio, tome quantidades extras de cálcio.

- Cereais com muita fibra podem impedir a absorção do cálcio em até 25%. Não tome suplemento de cálcio na mesma refeição em que comer cereais, para não eliminá-lo com as fibras.

- Beba bastante água para evitar prisão de ventre, que é um possível efeito colateral dos suplementos de cálcio.

- A suplementação de cálcio deve ser acompanhada por dieta sem gordura.

- Alguns médicos recomendam que as mulheres tomem uma dosagem extra de cálcio de 1.000mg por dia para evitar a osteoporose. E homens podem acrescentar à sua dose diária 800mg.

- Mesmo diante da evidência de que o cálcio ingerido não aumenta o risco de formação de pedras nos rins, quem tem histórico de cálculos renais não deve suplementar cálcio.

❏ Consulte o seu médico antes de começar a tomar suplementos de cálcio.

Cromo

❏ Um dos compostos mais intrigantes na literatura sobre colesterol é o mineral chamado cromo.

❏ Alguns estudos indicam que o cromo, substância que ajuda a controlar a maneira como o seu corpo usa o açúcar e a gordura, pode aumentar os estoques de HDL do corpo.

❏ Uma dieta normal tende a ser deficiente em cromo e sua suplementação melhora os níveis de colesterol e triglicérides.

❏ O cromo também é benéfico para que pessoas com intolerância à glicose não desenvolvam o diabetes tipo 2. O diabetes aumenta a chance de desenvolver doença cardíaca.

Fatos sobre o cromo

❏ Pesquisadores da Universidade de Oklahoma State fizeram um estudo com 42 pessoas de 60 anos ou mais, em que a metade do grupo tomou 150 microgramas de cromo todos os dias por 3 meses e a outra metade tomou um placebo.

❏ Indivíduos com colesterol normal que tomaram cromo não apresentaram mudanças nos seus níveis. Mas quem tinha colesterol total alto o diminuiu em 12% e o colesterol ruim, LDL, em 14%. Os níveis de HDL não apresentaram mudanças.

❑ Outros estudos mostraram o aumento do HDL de 21 a 25% com o consumo de 250 microgramas de cromo por dia durante um período de 7 a 16 meses.

Suprindo a quantidade necessária de cromo

❑ O valor diário (VD) indicado para o cromo (não há dados sobre o consumo deste produto no Brasil) é de 120 microgramas. Em média, os homens norte-americanos consomem 33 microgramas por dia, e as mulheres consomem em média 25 microgramas.

❑ Presunto de peru, suco de uva, brócolis, maçãs com casca, feijão verde e produtos integrais são ótimas fontes de cromo. Alguns cereais contêm bastante cromo.

❑ Cuidado com o consumo de doces altamente processados, porque podem impedir a absorção do cromo pelo organismo. O alto consumo de açúcar pode eliminar o cromo pela urina. Hábitos de consumo de açúcares simples em grande quantidade podem requerer a ingestão de suplementos de cromo.

❑ Recomenda-se tomar suplementos de cromo de 50 a 200 microgramas por dia.

❑ Se você tiver diabetes, precisará de quantidades diárias maiores de cromo (como 400 a 600 microgramas).

❑ Apesar de estudos mostrarem que não há efeitos negativos em tomar quantidades maiores de cromo, consulte o seu médico antes se for tomar mais do que 200 microgramas por dia.

Fibras

❑ Suplementos de fibras também podem ser usados para suprir a quantidade diária necessária. Em estudos feitos com suplementos alimentares de fibras foi comprovado que eles reduzem significativamente o colesterol LDL sem reduzir o HDL e têm o benefício de não aumentar os triglicérides.

❑ Mas prefira ingerir fibras através de alimentos em vez de suplementos. Frutas e vegetais contêm nutrientes, além de fibras solúveis e insolúveis. As vitaminas antioxidantes nesses alimentos ajudam a prevenir câncer e doença cardíaca.

❑ Tome de 8 a 10 copos de água por dia. A fibra absorve líquidos ao passar pelo tubo digestivo; e consumir pouca água pode causar prisão de ventre.

❑ Não consuma fibras para compensar o consumo de gorduras saturadas. Mantenha uma dieta saudável e equilibrada.

Niacina

❑ Se você está procurando uma pílula que baixe o LDL, aumente o HDL, reduza triglicérides e custe mais barato que outras drogas encontradas no mercado, a niacina pode ser a sua opção perfeita.

❑ Niacina é uma vitamina do complexo B que é encontrada em pequenas quantidades em alimentos.

- Estudos mostram que a niacina deve ser tomada em doses de 1 a 3 miligramas por dia (50 a 150 vezes mais alto que o VD). **Ela é capaz de baixar o LDL, aumentar o HDL, e reduzir os níveis de triglicerídeos. Tudo isso por um preço muito mais baixo do que os medicamentos que baixam o colesterol disponíveis no mercado**. Mas em níveis elevados como estes, é considerada uma droga de prescrição médica e não um suplemento alimentar. Por isso você a encontrará no capítulo de medicamentos que baixam o colesterol.

- Também conhecida como **ácido nicotínico ou vitamina B$_3$**, a niacina tem uma má reputação devido a um estudo feito em 1994 que mostrou efeitos colaterais sobre o fígado. Por outro lado, viu-se que as doses usadas nesse estudo foram muito altas. Estudos mais recentes mostram que doses apropriadas não fazem mal ao fígado.

- Mas se o seu médico prescrever niacina para você, ele controlará periodicamente as enzimas do fígado, para que a dose possa ser modificada ou descontinuada em caso de alguma alteração.

- Os efeitos colaterais mais comuns são o aparecimento de vergões na pele e a sensação de calor como na menopausa. É como se fosse uma leve queimadura de sol, normalmente na região do rosto e no peito. Isso acontece quando o corpo está tentando adaptar-se à droga. Há pesquisas que constataram que esse desconforto pode ser eliminado em 80% dos casos com o consumo de niacina durante a refeição. Evitando bebidas alcoólicas, comidas picantes, líquidos quentes, e ingerindo rigorosamente a medicação também pode ajudar na adaptação mais rápida do organismo.

❏ Também se recomenda tomar uma aspirina por dia ao tomar niacina.

❏ Consulte o seu médico para saber se a niacina pode ser usada no seu caso e qual a dose certa para você.

Ômega-3

❏ Cápsulas de Ômega-3 podem baixar os triglicérides se ingeridos na dose diária de 4 a 8g por dia.

❏ O uso de Ômega-3 em cápsulas não é recomendado como substituto à ingestão de peixe. O peixe tem outros componentes essenciais para a dieta.

❏ Estudos em que os participantes consumiram 3 cápsulas de 500mg de óleo de peixe por dia mostraram que as chances de morte por doenças relacionadas ao acúmulo de gorduras nos vasos, durante os dois anos de estudo, baixaram em 29%.

❏ Pessoas com níveis muito altos de triglicérides podem beneficiar-se das cápsulas de óleo de peixe. Mas essas cápsulas não se mostraram efetivas em diminuir o colesterol ruim, o LDL.

❏ Estudos mostram que doses elevadas de óleo de peixe podem afinar o sangue, o que pode resultar em risco de sangramento excessivo e um acidentes cardiovasculares como AVC (acidente vascular cerebral).

❏ Por isso, tome suplementos de óleo de peixe somente com supervisão médica.

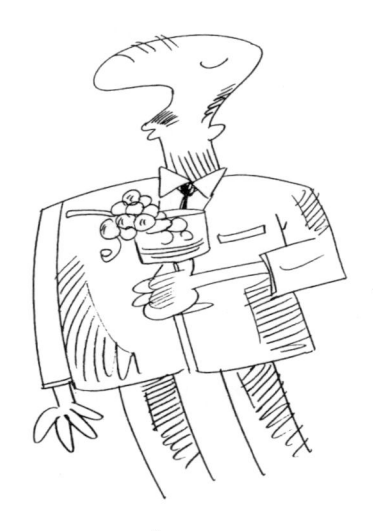

CAPÍTULO 13
Benefícios das bebidas alcoólicas, do vinho e do suco de uva sobre o colesterol

Bebidas alcoólicas

❏ O consumo de bebidas alcoólicas, por si só, não é uma boa aposta para reduzir o risco de doença cardíaca. Os estudos não são tão confirmadores. A decisão de mudar os hábitos alimentares, como diminuir a ingestão de gordura saturada e aumentar a ingestão de fibra solúvel, é uma medida mais segura que aumentar o consumo de bebidas alcoólicas.

- Porém, apesar do risco desta notícia estimular o alcoolismo, há forte sugestão de que o consumo moderado de bebidas alcoólicas ajuda a reduzir o risco de doença coronária e a aumentar o nível do colesterol bom, o HDL. Se você decidir gozar dos benefícios das bebidas alcoólicas para a sua saúde, faça-o com o acompanhamento do seu médico. Moderadamente!

- **Mas, se não bebe, não comece agora!**

- Cuidado! O ácool é considerado pelo organismo como um intoxicante. Os rins processam o álcool na velocidade de 30ml de álcool, com teor álcólico de 80%, por hora. Para prevenir a intoxicação, beba um *drinque* por hora, e se estiver grávida, dirigindo, ou tomando medicamentos, não consuma nada de álcool.

- Segundo o Departamento de Agricultura e de Saúde e Serviços Humanos dos Estados Unidos e Canadá, um drinque equivale a 375ml de cerveja, 125ml de vinho e 30ml de destilados com teor de até 80% de álcool.

Aqui estão algumas informações sobre os benefícios do consumo limitado de bebidas alcoólicas para a saúde:

- Um estudo feito na Finlândia com mulheres mostrou que as não-alcoólatras, que consumiam um copo de vinho, ou meia lata de cerveja, ou um drinque por dia tiveram resultados melhores do que as que não consumiam bebidas alcoólicas. Os níveis de colesterol total e LDL diminuíram e o HDL (bom) subiu. Quando as mesmas mulheres cortaram totalmente o consumo de bebidas alcoólicas, o HDL caiu e o LDL aumentou. Ou seja, houve benefício no uso limitado de bebidas alcoólicas.

❏ Ainda não se sabe ao certo por que as bebidas alcoólicas aumentam o HDL, beneficiando a saúde. Mas é visível que quem as consome moderadamente apresenta níveis de colesterol melhores que as pessoas que não as consomem.

❏ O Dr. William Castelli, diretor-médico do Instituto Cardiovascular Framingham, concorda que os fatos indicam que a ingestão de "1 drinque ou 2 por dia diminui o risco de ataque cardíaco".

❏ De acordo com enquete do National Health and Nutrition Examination dos Estados Unidos, os níveis médios de colesterol bom HDL são mais altos entre as pessoas que bebem do que entre as que não bebem, independente de sexo, raça e idade.

❏ Durante sete anos, o *Multiple Risk Factor Intervention Trial* acompanhou um grupo de 11.688 homens de meia-idade com risco alto de doença cardíaca. Ao longo desse período, aqueles que consumiram diariamente em média 2 cálices grandes de vinho ou 1 garrafa de cerveja ou 1 dose de bebidas destiladas (30ml), tiveram níveis de HDL mais altos que os que não consumiram bebidas alcoólicas. Segundo os pesquisadores, o consumo de bebida alcoólica pareceu ser responsável pela redução de 22% do risco de morte causada por doença cardíaca.

❏ Pesquisadores do Centro Médico Kaiser Permanente, de Oakland, Califórnia, estudaram os padrões de consumo de bebidas alcoólicas em 129 mil pessoas. Aquelas que consumiam 1 a 2 drinques por dia apresentavam 30% menos risco de morrer de doença cardíaca do que aqueles que não consumiam. Mas as pessoas que consumiam de 6 a mais drinques por dia corriam 60% mais risco de morte causada por causas não-cardiovasculares quando comparados com aqueles que não consumiam bebidas alcoólicas.

- Portanto, existem limites claros para o consumo de bebidas alcoólicas.

- O Dr. Kwiterovich e seus colegas demonstraram que tomando 1 cerveja por dia ocorre um aumento de 10% da Apoliproteína A-1, a principal proteína que compõe o HDL. Acredita-se que essa proteína ajuda a extrair o colesterol das células e a conduzi-lo até o fígado para ser expelido.

- **O consumo moderado de bebidas alcoólicas também faz com que as plaquetas do sangue se tornem menos aderentes, o que reduz os riscos de formação de coágulos e de ataque cardíaco. As plaquetas são responsáveis pelo início da coagulação do sangue dentro dos vasos, o que termina provocando obstrução dos mesmos.**

- O consumo moderado também aumenta os níveis de uma enzima no sangue chamada Ativador do Plasminogênio (tPA). Essa enzima ajuda a diminuir a formação de coágulos.

- Pesquisadores da Universidade de Harvard e do Hospital Brigham, em Boston, mediram os níveis de tPA de 631 médicos homens. Esses médicos tiveram seu sangue colhido e informaram os seus hábitos de beber. Os resultados mostraram que os níveis da enzima tPA aumentaram com o aumento da freqüência do consumo de bebida alcoólica. Os médicos que consumiam 2 ou mais drinques por dia apresentaram 35% a mais de tPA comparados com os que raramente bebiam.

❑ Há também evidência de que o álcool eleva uma substância que reduz a coagulação do sangue, evitando a obstrução das artérias por coágulos.

❑ Mas os pesquisadores alertam que a bebida alcoólica é uma droga e que deve ser usada moderadamente (20 a 30 gramas por dia). Nesse nível de consumo, o risco de doença coronária cai em até 40%.

Mas há também problemas mesmo na ingestão de quantidades limitadas de bebidas alcoólicas

❑ 2 copos de vinho por dia terão um efeito nos níveis de colesterol HDL, mas podem desencadear outros problemas.

❑ Os entendidos dizem que consumir bebidas alcoólicas para beneficiar os níveis de colesterol é arriscado. A bebida alcoólica é como o café: possui benefícios na teoria, mas também pode apresentar riscos.

❑ Os riscos mais conhecidos incluem certos cânceres, arritmias cardíacas, cirrose do fígado e pressão arterial alta.

❑ Há a possibilidade de que, nas mulheres, o consumo de bebidas alcoólicas, mesmo moderado, aumente o risco de câncer de mama. Então, quem já tem risco significativo de desenvolver câncer de mama deve ficar longe das bebidas alcoólicas.

❏ Os triglicérides também se alteram com o consumo de bebidas alcoólicas. Elas diminuem a concentração de uma enzima que quebra a estrutura molecular dos triglicérides. Por isso, mesmo 1 taça de vinho pode elevar o nível de triglicérides em pessoas que estão acima do seu peso ou que já apresentam níveis elevados.

❏ Diabéticos não devem ingerir bebidas alcoólicas, pois podem ter grandes alterações em sua glicose sangüínea.

❏ **Portanto, se você não bebe, não comece. Há outras formas de prevenir doenças cardíacas. Se você bebe moderadamente, prefira o vinho, e apenas um cálice por refeição.**

Vinho

❏ O paradoxo da dieta francesa é um bom exemplo de como o vinho pode desempenhar um papel importante na diminuição do risco de doença cardíaca. A dieta francesa tem alto teor de gordura, e a população possui colesterol alto e pressão alta e cultiva o hábito de fumar, mas assim mesmo naquele país, há menos ocorrência de doença cardíaca que nos Estados Unidos, por exemplo. É o chamado **paradoxo francês.**

❏ Estudos explicam o paradoxo francês pelo fato que a França parece ser menos vulnerável a uma dieta rica em gorduras saturadas. Foram analisados números de 17 países, inclusive da França. Eles concluíram que o alto consumo de vinho tinto pela população francesa é que pode balancear o alto consumo de gordura saturada.

- ❏ Constatou-se que os habitantes de Tolouse, na França, consomem por dia muito mais vinho comparado com um consumo muito menor em Stanford, na Califórnia, EUA. E a média de morte por doença cardíaca é 57% menor nos homens de Tolouse do que nos homens de Stanford.

- ❏ Ainda não se sabe ao certo como o vinho beneficia o coração. Mas já se sabe que beber vinho com moderação aumenta os níveis do colesterol bom, o HDL.

- ❏ Há um estudo que foi feito com mulheres sobre o consumo de quantidades maiores de bebidas alcoólicas. As mulheres tomaram 3 copos de vinho tinto ou suco de uva durante três semanas. Comparando suco de uva com vinho, este último propiciou melhores resultados, aumentando o colesterol bom em 12%.

- ❏ Há mais de 1.000 componentes ativos diferentes em uma garrafa de vinho. Eles atuam em conjunto ou isoladamente? Há algum que seja mais poderoso do que os demais? Ainda há um longo caminho a percorrer no estudo do vinho e de sua relação com a redução da doença cardiovascular.

- ❏ **Mas todos os especialistas concordam: se você não bebe, não comece!**

- ❏ Pesquisadores franceses examinaram os benefícios do vinho tinto em um grupo de 56 homens saudáveis. Eles foram aleatoriamente selecionados para beber, durante o período de 14 dias, a mesma quantidade, por dia, de três tipos de bebidas: vinho tinto, ou uma outra bebida alcoólica, ou vinho tinto sem álcool. O vinho e a outra bebida alcoólica elevaram os níveis de HDL, mas também aumentaram as taxas de triglicérides. Não houve nenhum efeito com o consumo de vinho sem álcool, a não ser o declínio do HDL. Os pesquisadores concluíram que há um modesto mas benéfico efeito associado ao consumo moderado de vinho tinto comparado com outra bebida álcoólica ou com vinho sem álcool.

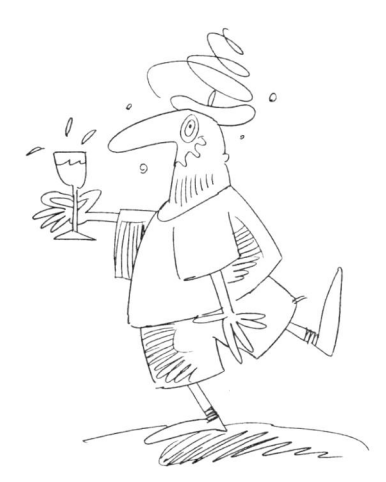

❏ Portanto, não é o álcool isoladamente que provoca o efeito favorável. Nem os componentes não-alcoólicos do vinho. O vinho é a mistura perfeita de componentes para reduzir o risco de doença cardiovascular.

❏ Alguns pesquisadores suspeitam que são os antioxidantes, e não o álcool, que fazem com que o vinho tenha efeitos benéficos à saúde. Os antioxidantes do vinho podem prevenir o acúmulo de gorduras nas artérias coronárias, diz John Folts, Ph.D da Universidade de Wisconsin.

- Outro composto do vinho que se tornou conhecido é o resveratrol, encontrado na casca das uvas. Um estudo sugere que o resveratrol é o ingrediente ativo dessa bebida que reduz o colesterol. Trata-se de um antifúngico natural da casca da uva. A quercitina é outro componente conhecido pelos seus benefícios.

- Um outro estudo, feito na Inglaterra, mostrou que o vinho tinto aumenta a atividade antioxidante no sangue. Depois da refeição com vinho, os níveis de antioxidante no sangue aumentaram. Depois das refeições sem vinho, o sangue mostrou pouca atividade antioxidante.

Suco de uva

- De acordo com vários estudos científicos, os benefícios do suco de uva são similares aos do vinho. Entre eles, inclui-se a capacidade de prevenir o agrupamento das células vermelhas do sangue, que formam os coágulos que podem levar ao ataque cardíaco.

- Porém, falta ao suco de uva a concentração de álcool que existe no vinho na medida certa para produzir benefícios sobre o HDL bom.

- A uva possui um componente em sua casca e nas sementes, chamado flavonóide, que é o elemento mais importante para a redução do colesterol ruim, o LDL.

- Há de 800 a 900 tipos de flavonóides, daí a grande dificuldade para reconhecer quais os mais significativos e importantes à saúde. De acordo com estudos feitos nos Estados Unidos, na Universidade de Wisconsin, o flavonóide chamado quercitina é um potente inibidor da ação das plaquetas e do processo de coagulação do sangue dentro dos vasos.

❑ A quercitina é também um bom antioxidante, melhor até do que a vitamina E. Como antioxidante, esse flavonóide também reduz o risco de doença cardíaca por prevenir a oxidação do colesterol ruim, o LDL, impedindo-o de fixar-se à parede das artérias.

❑ O resveratrol, composto encontrado na casca da uva, tem se destacado pela capacidade de combater fungos. Ele parece provocar a diminuição do colesterol total, mas não age sobre as plaquetas e a coagulação.

❑ O suco de uva contém mais resveratrol que muitos vinhos, principalmente os brancos, pois nestes a casca não participa do processo de elaboração.

❑ Há médicos que atribuem os benefícios do suco da uva à quercitina, pois não foi comprovado que o resveratrol tenha propriedades de inibir as plaquetas.

❑ **Aparentemente, é necessário três vezes mais suco de uva em volume para alcançar os benefícios do vinho tinto.**

❑ São recomendados 2 cálices de vinho tinto ao dia para obter os benefícios antiplaquetas. Para alcançar estes benefícios com suco de uva, deveríamos tomar 6 copos por dia.

❑ Além de beber suco de uva para adquirir flavonóides, você pode consumir frutas e vegetais frescos. A quercitina está presente também em maçãs e no brócolis.

Fatos importantes:

Peixe e vinho: a dieta mediterrânea

❑ **Peixe e vinho parecem ser grandes parceiros na redução do risco de doenças cardiovasculares. A dieta mediterrânea é uma prova disso, pois as populações daquela região, indiscutivelmente, vivem mais.**

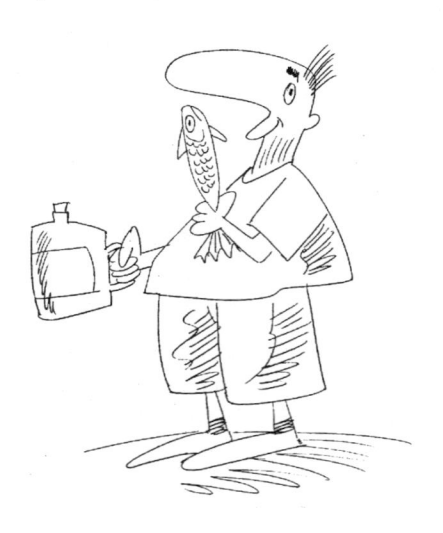

Vinho tinto ou branco? Todos parecem bons

❑ Vinho tinto e vinho branco reduzem o risco de doenças cardiovasculares, diz o Dr. William Castelli, de Framingham. Até hoje achávamos que o tinto era melhor do que o branco. Agora as primeiras dúvidas aparecem, trazendo alegria para os tomadores de champanhe. Mas ainda precisamos confirmação.

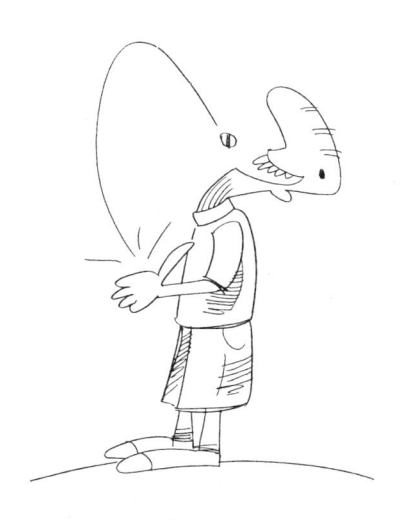

CAPÍTULO 14
Medicamentos que reduzem os níveis de colesterol

- ❏ Além de mudar o estilo de vida, às vezes também é necessário tomar medicamentos para alcançar os níveis de colesterol LDL recomendados pelo seu médico.

- ❏ Se o seu risco de desenvolver doenças cardiovasculares é alto ou se você for diabético, seu LDL deve ser reduzido para menos de 100.

- ❏ Após três meses de mudança de hábitos para uma dieta com menos colesterol e gordura saturada e mais atividade física, se não houver efeitos sensíveis sobre o seu colesterol, o seu médico pode considerar necessário prescrever um medicamento para que ele baixe.

❏ Mesmo tomando medicamentos, você deve continuar com hábitos saudáveis de alimentação e atividade física regular, além de controlar os fatores de risco para doenças cardíacas, entre eles fumo, hipertensão e diabetes.

❏ A mudança de hábitos pode reduzir a quantidade de medicamentos necessária para se chegar ao nível de LDL saudável.

Substâncias usadas em medicamentos para interferir sobre o colesterol e os triglicérides

- ✓ **Estatinas**
- ✓ **Fibratos**
- ✓ **Ácido nicotínico**
- ✓ **Ezetimibe**
- ✓ **Seqüestradores de ácido biliar**

Estatinas

❏ As estatinas inibem uma enzima chamada HMG-CoA reductase, que controla a quantidade de colesterol produzida pelo fígado.

❏ Os remédios à base de estatina reduzem a produção de colesterol e aumentam a capacidade do fígado remover o colesterol LDL que já está no sangue.

> Há 6 tipos de drogas com estatinas no mercado no Brasil:
> - ✓ **Lovastatina (Mevacor)**
> - ✓ **Fluvastatina (Lescol)**
> - ✓ **Pravastatina (Pravacol)**
> - ✓ **Sinvastatina (Zocor)**
> - ✓ **Sinvastatina + Ezetimibe (Vytorin)**
> - ✓ **Atorvastatina (Lipitor)**
> - ✓ **Rosuvastatina (Crestor)**
>
> A estatina é **uma das substâncias** mais prescritas para baixar o colesterol. **Os medicamentos indicados são os de referência.**

❏ Estudos feitos na Escócia, na Escandinávia e nos Estados Unidos usaram remédios com estatina **por determinado tempo** para reduzir o colesterol de uma população específica. Esses estudos mostraram que o remédio reduziu em média de 20 a 60% do LDL nos pacientes.

❏ As estatinas devem ser tomadas junto com a refeição da noite ou antes de dormir, pois o corpo produz mais colesterol à noite.

❏ Após algumas semanas já se pode ver os resultados; o efeito máximo ocorre entre 4 a 6 semanas. Após 6 a 8 semanas, o médico pode fazer o primeiro monitoramento do seu nível de colesterol LDL. Depois da segunda medida, feita 30 dias após, pode-se ter segurança do uso do medicamento e da dose. Medidas semestrais costumam ser suficientes daí em diante, em casos mais leves. Pacientes com problemas de maior risco devem repetir as medidas a cada 3 meses. Obviamente, os níveis de LDL e HDL merecem atenção especial.

❏ Normalmente, as estatinas são bem toleradas pelos pacientes, mas alguns sentem desconforto estomacal, gases, constipação e dores abdominais ou cólicas. Esses sintomas são normalmente moderados e geralmente diminuem à medida que o corpo vai se acostumando ao remédio.

❏ Raramente o paciente desenvolve anomalias nos testes de sangue para o fígado. E dificilmente ocorrem problemas musculares. Se você sentir dores musculares e fraqueza ou sua urina ficar marrom, contate o médico logo para checar possíveis problemas musculares (p.ex: mialgia e rabdomiólise).

❏ As dores são migratórias, geralmente localizadas nas pernas e braços, e de intensidade variável. Se persistirem por dias, deve-se sempre pensar na possibilidade de terem sido causadas pelo remédio, que deve ser descontinuado para confirmar a suspeita. Em poucos dias, se o remédio for o responsável pelas dores, elas desaparecerão.

❏ Fica claro que, se você necessita de medicamentos, deve tomá-los por toda a vida. Eles funcionam melhor a longo prazo, e sua interrupção leva ao retorno à situação anterior. Seu fígado não se corrige.

❏ Falando em fígado, a maioria dos remédios para colesterol são metabolizados nesse órgão. Por isso, durante o período que estiver usando medicamentos, você deve controlar a função hepática medindo principalmente uma enzima do sangue chamada CK.

- ❑ Além disso, é bom medir a cada seis meses outros definidores da função hepática, como GOT, GPT, Fosfatase Alcalina, Gama GT, DLH.

- ❑ Se as enzimas hepáticas se elevarem, a medicação deve ser suspensa.

- ❑ Da mesma forma, em caso de dores musculares mesmo com enzimas normais, deve-se suspender a medicação.

- ❑ Recentemente, a disputa entre os fabricantes de vários tipos de estatina lembrou a guerra das cervejas. A verdade é que todos os mencionados anteriormente se mostram eficazes com peculiaridades individuais que lhes conferem alguma vantagem sobre seus concorrentes. Os dois últimos da lista, a atorvastatina e a rosuvastatina foram lançados mais recentemente, e causam menos efeitos colaterais, são mais eficientes em baixar LDL e triglicérides e em aumentar o HDL, porém são significativamente mais caros.

Fibratos

- ❑ Os fibratos agem baixando os níveis triglicérides (20 a 50%) e, secundariamente, aumentando o colesterol HDL (10 a 20%). Portanto, são usados quando se precisa baixar os triglicérides. Sua ação sobre o LDL é desprezível.

- ❑ O fibrato mais usado chama-se Gemfibrozil. Ele é bem eficiente para pacientes com níveis altos de triglicérides. Porém, esse remédio não é recomendado para baixar o LDL.

- ❑ Estudos mostram que em pessoas com histórico de doença cardíaca, altos níveis de triglicérides e baixo colesterol HDL, os riscos de ataque cardíaco diminuíram depois do uso dessa medicação.

- Fibratos são normalmente prescritos em 2 doses diárias, uma de manhã e a outra à noite, 30 minutos antes das refeições.

- Eles são geralmente bem tolerados pelos pacientes. Os efeitos colaterais mais comuns dessa medicação são desconfortos gastrointestinais.

- Está comprovada a redução do risco de ataque cardíaco com o uso desse medicamento.

Ácido nicotínico

- É uma **vitamina** que atua sobre as gorduras. **Provoca a redução da liberação de ácidos graxos pelas gorduras do corpo e, com isso, reduz a fabricação de colesterol pelo fígado.**

- O ácido nicotínico reduz os níveis de colesterol LDL de 10 a 20%, reduz os triglicérides de 20 a 50% e aumenta o HDL de 15 a 35%. É uma das substâncias que mais aumenta o colesterol bom. **E também é uma das mais baratas no mercado para essa finalidade.**

- Normalmente é prescrita uma dose inicial baixa e depois, gradualmente, eleva-se para uma dose diária de 1,5 a 3 gramas por dia.

- Um dos efeitos colaterais dessa medicação é a ocorrência de calorões e rubor na face por conta da dilatação dos vasos sanguíneos. Isso pode ser diminuído se a medicação for tomada junto com as refeições ou se você tomar uma aspirina uma hora antes. Há um tipo de ácido nicotínico que tem liberação prolongada e que pode diminuir esse efeito.

❑ Evita-se o uso em casos de problemas hepáticos e em casos de alta concentração de ácido úrico.

❑ Está comprovada a redução do risco de ataque cardíaco com o uso dessa droga.

Ezetimibe

❑ É um inibidor da absorção do colesterol no intestino. É usado na dose diária de 10mg quando o paciente não tolera a estatina.

❑ O ezetimibe potencializa a ação da estatina, podendo ser usado junto para reduzir a dose dela e assim aumentar a tolerância a ela.

❑ Isoladamente, seu uso reduz o LDL em 18%, os triglicérides em 5%, e o HDL aumenta discretamente em 1%. Mas a ação sobre o LDL e triglicérides é muito mais eficaz quando a substância é associada à sinvastatina em doses baixas, equiparando-se então aos medicamentos compostos de estatina mais recentes (atorvastatina e rosuvastatina).

Seqüestradores de ácido biliar

❑ São medicamentos que atacam no intestino o ácido biliar que contém colesterol em grande quantidade, não deixando que ele seja reabsorvido para a circulação e eliminando-o na evacuação.

❑ Normalmente, o efeito desse remédio é baixar o colesterol total de 10 a 20%. Ele tem apenas discreta ação na redução do risco cardiovascular e do LDL, por isso é menos utilizado. E não baixa os triglicérides.

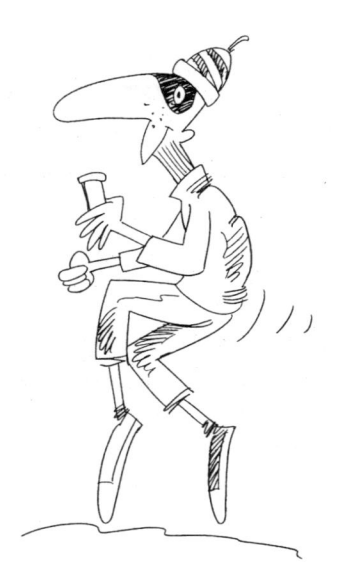

- ❏ O seqüestrador de ácido biliar mais conhecido é a colestiramina (Questran), disponível em tabletes ou em pó.

- ❏ Em pó, deve ser misturada com água ou suco de fruta e tomada 1 a 2 vezes ao dia ou com as refeições.

- ❏ Esse remédio pode causar prisão de ventre, edema, náusea e gases.

- ❏ Mas o que torna o uso do medicamento muito limitado é que ele pode interferir na absorção de outros medicamentos se tomados ao mesmo tempo.

- ❏ Não está comprovada a redução do risco de ataque cardíaco com essa droga.

Potência das drogas que baixam o colesterol

Drogas	Doses (mg)	Redução do LDL na dose mínima (%)	Aumento do HDL (%)	Redução dos triglicérides (%)
Pravastatina	20-80	27	3-5	8-13
Sinvastatina	10-80	27	5-7	12-18
Atorvastatina	10-80	26	2-6	20-28
Rosuvastatina	10-40	36	7-9	20-26
Fibrato (Gemfibrozil Bezafibrato)	900-1.200	10	5-20	30-60
Ac. nicotínico	1.000-3.000	20-30	15-35	20-50
Ezetimibe	10	18	1	5

Recomendações sobre o uso da medicação para baixar o colesterol

☑ Primeiro, entenda o que você está tomando e por quê.

☑ Pergunte ao seu médico o que está sendo tratado e como cada medicação ajuda a sua condição.

☑ Por exemplo: se estiver tomando a estatina, você deve saber que ela serve para baixar o colesterol LDL e diminuir o risco de doença cardíaca.

☑ Saiba os efeitos colaterais de cada medicação que for tomada. Você pode obter essa informação com o seu médico.

- ☑ Pergunte como medicamentos prescritos podem influir nos medicamentos que você já toma e qual a relação com sua alimentação corriqueira. Por exemplo, alguns medicamentos funcionam melhor se forem tomados com comida, e outros, se forem tomados à noite.

- ☑ Pergunte ao seu médico o que fazer se perder uma dose da sua medicação ou se tiver efeitos colaterais. É importante que você mantenha o seu médico informado sobre como a medicação está funcionando.

- ☑ Com a ajuda dele, faça uma tabela com o nome de todos as medicamentos que você toma, para o que servem, quando devem ser tomados, que efeitos colaterais eles podem causar e a quem chamar se houver algum problema.

- ☑ É importante lembrar de tomar a sua medicação. Lembretes diários ajudam. Tente organizar-se para tomar a medicação simultaneamente com as atividades diárias: ao escovar os dentes, quando for arrumar o alarme do relógio, antes ou durante as refeições, ou ao fazer outras atividades rotineiras. Mantenha uma caixinha com as medicações do dia.

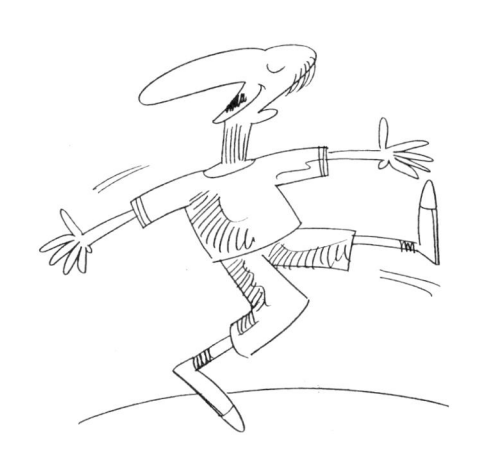

CAPÍTULO 15
Dicas para viver muito apesar de seu colesterol alto

❏ **Fale com o seu médico – seja parte do seu time de saúde.** Há duas pessoas-chave no seu sistema de saúde: você e o seu médico. Mas você é ainda mais importante que ele no controle da sua própria saúde.

❏ **Esclareça as suas dúvidas –** O primeiro passo é tornar-se membro ativo do seu time da saúde, procurando entender o seu problema. Continuamente, esclareça suas dúvidas até entender o assunto.

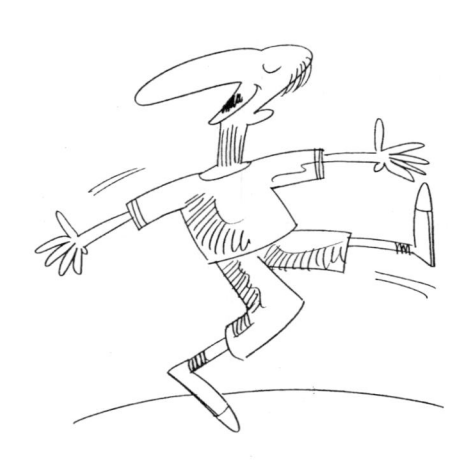

CAPÍTULO 15
Dicas para viver muito apesar de seu colesterol alto

❑ **Fale com o seu médico – seja parte do seu time de saúde.** Há duas pessoas-chave no seu sistema de saúde: você e o seu médico. Mas você é ainda mais importante que ele no controle da sua própria saúde.

❑ **Esclareça as suas dúvidas –** O primeiro passo é tornar-se membro ativo do seu time da saúde, procurando entender o seu problema. Continuamente, esclareça suas dúvidas até entender o assunto.

❏ **Dicas para controlar o seu colesterol e seu estilo de vida:**

✓ Marque os resultados de seus testes a cada visita ao médico. Tenha em sua agenda uma tabela com os resultados.

✓ Faça metas realistas para curto prazo e registre-as numa agenda. Inclua planos sobre exercícios, lazer e perda de peso.

✓ Re-analise suas metas durante cada visita ao médico. Não visite o seu médico apenas uma vez por ano.

✓ Compartilhe as suas metas com familiares e amigos próximos. O apoio deles pode ajudá-lo.

✓ Se não foi capaz de atingir as suas metas, tente analisar as razões pelas quais isso ocorreu. Se você preparar uma estratégia alternativa com antecedência, estará mais apto a fazer novas mudanças e readaptar-se para alcançar as suas metas.

✓ Perdoe-se de suas recaídas e comece de novo. Não se leve tão a sério.

❏ **Você deve manter comportamentos saudáveis continuamente**

✓ As metas de fazer dieta, atividade física, perder peso e ingerir rigorosamente a medicação servem para manter o seu colesterol total baixo. Se você sair do tratamento, o seu colesterol irá aumentar de novo e também o seu risco de doença cardíaca. Você deve manter o tratamento contra o colesterol alto para o resto da vida.

✓ Muitas pessoas acham difícil manter mudanças no estilo de vida para o resto da vida. É importante não esquecer que o fato de você não seguir impecavelmente a dieta e atividade física não o torna um fracassado. Você é humano! A parte mais importante dos novos hábitos de vida é aprender como superar essa dificuldade e rapidamente retornar às suas metas.

✓ Mantenha em sua agenda esta tabela atualizada:

Tabela de controle do colesterol

Data:	
Nome da medicação:	
Dose:	
Colesterol LDL:	
Colesterol Total:	
Colesterol HDL:	
Triglicérides:	

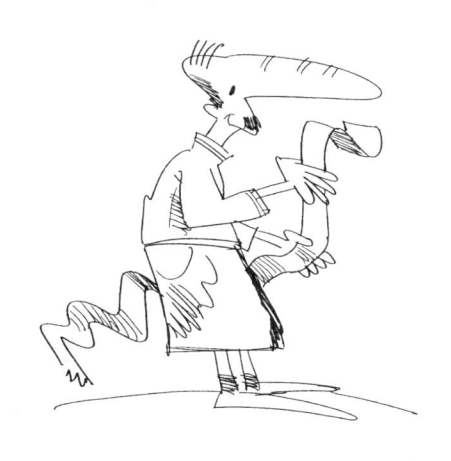

CAPÍTULO 16
Lista de compras de supermercados para auxiliar em sua dieta

> Para fazer uma dieta de tratamento do colesterol é preciso saber o que incluir na sua lista de compras de supermercado. Faça sua própria lista. Aqui vão algumas dicas.

Pães, cereais, arroz e massas

- ☑ Pães (prefira os integrais: pão de centeio, pão preto, pão com semente de linho, pão light com 0% de gordura e sem adição de açúcar).

- ☑ Bolachas (salgadas, com baixo teor de gordura e principalmente sem gorduras trans).
- ☑ Cereais (gérmen de trigo, farelo de trigo, aveia, muslim, cereais matinais com baixo teor de açúcar).
- ☑ Massa (sêmola de grão duro em qualquer formato).
- ☑ Arroz (branco, selvagem, integral, arbóreo, sete cereais).
- ☑ Grãos (feijão preto, lentilha, grão-de-bico, soja, ervilha).

Frutas e vegetais

- ☑ Frutas (frescas, enlatadas, secas, congeladas, sem adição de açúcar).
- ☑ Vegetais (frescos, congelados ou enlatados, sem creme ou molho).
- ☑ Sucos naturais ou polpa de fruta congelada (sem adição de açúcar).

Laticínios

- ☑ Leite desnatado, de preferência com adição de Ômega-3.
- ☑ Queijos (magros, brancos, tipo queijo-de-minas).
- ☑ Iogurte (light, ou sem gordura e sem adição de açúcar).

Carnes, aves e peixes

- ☑ Cortes magros (peito de frango, peru ou chester, cortes de carne bovina com menos gorduras).

Doces

☑ Sem ovos, sem leite condensado, creme de leite e nata. Preferir frutas ou gelatinas diet.

Lanches e sanduíches

☑ Com presunto ou peito de peru e queijos magros, porém sem ovos e sem embutidos, como salames, salsichas etc.

Gorduras e óleos

Como escolher gorduras e óleos para usar na cozinha:

☑ Reduza todas as gorduras e óleos, mas, quando usar, escolha as que contêm menos gordura saturada.

Prefira	Evite	Não compre
Óleos mais monoinsaturados de oliva e de canola.	Frituras de qualquer tipo.	Óleos mais saturados ou produtos com gordura sólida.
Margarina mole, light, feita com óleos de milho, de soja e girassol.	Margarina em tablete.	Margarina sólida, banha, gordura de coco etc.

Bebidas alcoólicas

☑ Prefira vinhos.

Dicas para comprar comidas congeladas

- ☑ Leia atentamente os rótulos em busca da quantidade de gorduras saturadas e trans.
- ☑ Evite congelados que contenham frituras.
- ☑ Evite molhos de todas as cores cujo teor de gordura não esteja bem definido no rótulo.
- ☑ Evite carnes vermelhas, prefira peixes e aves.
- ☑ Cuidado com os congelados. Prefira marcas conhecidas comprometidas com alimentação saudável e que apresentem rótulo detalhado de ingredientes e calorias.

Aprenda a ler e interpretar os rótulos de embalagens com informação nutricional

- ☑ Ler as informações nutricionais dos rótulos lhe ajudará a escolher comidas com baixo teor de gordura, gordura total, colesterol e calorias. Há duas partes importantes nos rótulos: a informação nutricional e a lista de ingredientes.

    ✓ **Na informação nutricional**: procure a quantidade de gordura saturada, gordura total, colesterol e calorias em cada porção. Compare produtos similares para selecionar o que tenha as quantidades mais baixas. Se você tiver pressão alta, faça o mesmo com o sódio.

    ✓ **Na lista de ingredientes**: normalmente os ingredientes são listados em ordem de peso. O ingrediente mais abundante no alimento será listado em primeiro lugar. O ingrediente com menos quantidade aparece por último. Então, para escolher comidas com baixa gordura saturada ou total, limite o uso de alimentos em que gordura ou óleos estão em primeiro lugar. Ou que contenham muitos óleos e gorduras. Se você estiver controlando o consumo de sal, faça o mesmo com o sódio e o sal.

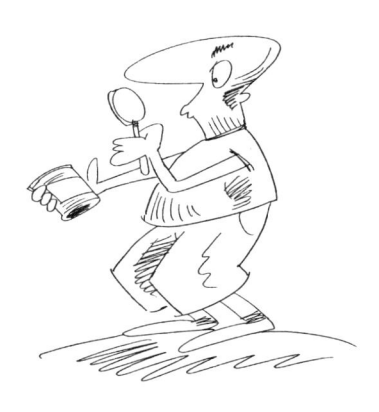

Aqui estão algumas dicas de como encontrar os produtos saudáveis para a uma dieta com o objetivo de diminuir o colesterol LDL. Quando você encontra no rótulo:

☑ **"Sem gordura, sem calorias, sem sódio, sem colesterol, ou sem açúcar":**

✓ **"Sem"** quer dizer que há "muito pouco" ou "zero" dos nutrientes como gordura, gordura saturada, colesterol, sódio ou açúcar.

✓ **Sem caloria** – alimentos com menos de 5 calorias por porção.

✓ **Sem gordura** – alimentos com menos de 0,5 grama de gordura por porção.

☑ **"Baixo teor de gordura"** significa que são alimentos que podem ser ingeridos diariamente sem passar do limite permitido para um ou mais destes nutrientes: gordura saturada, colesterol, gordura total, sódio e calorias.

✓ **Baixa gordura saturada** = 1 grama ou menos por porção.

✓ **Baixo teor de gordura** = 3 gramas ou menos por porção.

✓ **Baixo colesterol** = 20 miligramas ou menos e 2 gramas ou menos de gordura saturada por porção.

✓ **Baixo sódio** = 140 miligramas ou menos por porção.

✓ **Baixa caloria** = 40 calorias ou menos por porção.

☑ **"Magro"** descreve o conteúdo de gordura em carnes, aves, frutos do mar, alguns laticínios, e carnes de caça.

✓ **Magro**: menos de 10 gramas de gordura e 4.5 gramas ou menos de gordura saturada e menos de 95 miligramas de colesterol por porção.

✓ **Extramagro:** menos de 5 gramas de gordura, menos de 2 gramas de gordura saturada e menos de 95 miligramas de colesterol por porção.

ATENÇÃO

☑ O fato de ingerir alimentos que tenham estas características em seus rótulos não quer dizer que você possa ingerir mais quantidade deles. O tamanho das porções também deve ser levado em conta. A escolha de produtos com menos gordura e colesterol irá ajudar a baixar o colesterol total e o LDL. Se você ingerir uma porção maior de alimentos com baixa gordura saturada, você pode estar comendo grande quantidade de gordura saturada na soma final.

Vamos jantar fora?
O que comer em restaurantes?

☑ Siga estas dicas para jantar fora mantendo a sua dieta de baixo colesterol e gordura saturada:

> ✓ Escolha restaurantes que tenham opções light no cardápio. E não se constranja de fazer pedidos especiais (é o seu direito como consumidor).

> ✓ Controle a quantidade pedindo porções separadas e menores. Você também pode dividir com o seu acompanhante ou levar uma parte para casa.

> ✓ Peça que molhos e manteiga sejam trazidos separados do prato principal, desta forma você pode controlar a quantidade de gordura saturada e colesterol ingeridos.

> ✓ Substitua acompanhamentos como batata frita, maionese de batata e outros muito calóricos

por salada, batata cozida e verduras cozidas ao vapor. Ou peça sem acompanhamentos.

✓ Quando pedir pizza, peça com vegetais, como pimentão verde, cebolas e champignon, em vez de carnes ou 4 queijos. Para diminuir a gordura, peça a sua pizza com menos queijo ou mesmo sem ele.

✓ Em restaurantes de comida rápida, peça saladas ou sanduíches de frango sem pele, grelhado, não-empanado ou frito, hambúrgueres de tamanho normal ou sanduíches de rosbife. Não abuse dos molhos para salada regulares e dos industrializados.

Quando estiver lendo o menu:

✓ Escolha métodos de preparo com menos gordura. Procure por termos como: a vapor, cozido, no seu próprio suco (*au jus*), fresco, grelhado, assado, *poché*, suco de tomate, fervido a seco no suco de limão ou vinho.

✓ Mantenha um olho em pratos que tenham altos teores de gordura, como os que têm em suas descrições: na manteiga, frito, crocante, ao molho de nata, molho de queijo, *au gratin*, *au fromage*, com parmesão, à holandesa, *bernaise*, marinado (em óleo), empanado, *sauté*, massa podre.

Comer certo em eventos, aniversários, casamentos e coquetéis

☑ Pode ser difícil adaptar os seus novos hábitos alimentares a um evento social. Aqui estão algumas dicas que lhe ajudarão a manter a sua dieta nestas ocasiões:

✓ Se houver um bufê, observe antes que tipos de alimentos não contêm gordura saturada. Encha o seu prato com comidas de baixo teor de gorduras, como saladas e verduras, e coloque porções pequenas de comidas gordurosas.

✓ Quando for a um evento ao qual tenha que levar um prato, leve uma opção com baixa gordura saturada e pouco colesterol. Pelo menos haverá algo para você comer.

✓ Em festas, mantenha-se mais ativo falando do que comendo. Sente-se longe da área onde a comida está sendo servida, assim não será tentado a comer mais do que deve.

✓ Peça a ajuda de amigos e familiares que saibam que você precisa baixar o colesterol total ou LDL e veja se eles incluem opções de pratos com menos gordura saturada e colesterol no menu das reuniões festivas.

✓ Tenha algumas respostas prontas para recusar comidas gordurosas. Por exemplo: "Muito obrigado, mas eu já estou satisfeito – está tudo muito delicioso".

✓ Se você comer altos teores de gordura em um evento, não se sinta culpado. Pegue mais leve no dia seguinte e volte à sua dieta normalmente.

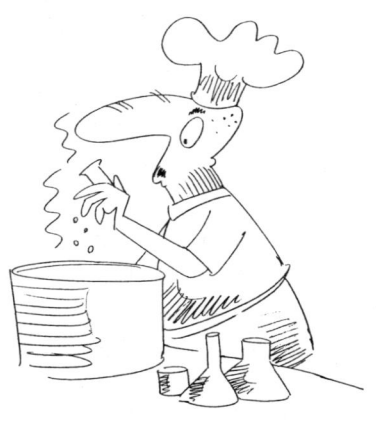

CAPÍTULO 17

Como cozinhar: artifícios para enganar o paladar com ingredientes saudáveis

- ❑ A questão não é só o que se come, mas como se cozinha.
- ❑ O gosto muda muito pouco e você ingere ingredientes mais saudáveis.
- ❑ **Panelas**: pesquise as novidades. Atualmente, a Tramontina tem uma linha chamada London, antiaderente, que não exige o uso de gordura para untar. As revestidas de teflon também são muito úteis para reduzir a quantidade de óleo.
- ❑ Facilita muito se você decidir compulsivamente tirar toda a gordura visível da carne antes de cozinhar.

- ☑ Você tem aqui alguns exemplos de como usar sua criatividade para reduzir a gordura dos alimentos ao cozinhar.

- ❑ **Carne com molho**: cozinhe a carne da forma usual, o molho que se forma é pura gordura. Claro que é gostoso, mas é também perigoso. Prefira jogar fora o molho e manter a carne em outro molho saudável feito com tomates e condimentos. Diminua também a quantidade de carne, substituindo-a por grãos de ervilha ou feijão, que contêm fibras e ajudam a eliminar a gordura da carne.

- ❑ **Molho branco**: não use creme de leite. Prefira leite desnatado, engrossando-o com farinha. Não use margarina, prefira óleo vegetal com um pouco de caldo de carne.

- ❑ Substitua o iogurte integral pelo desnatado. Adote os derivados do leite desnatados.

- ❑ **Lasanha**: faça com vegetais, evite os molhos à bolonhesa, ricos em gordura. Você pode pré-cozinhar os vegetais em frigideiras revestidas com teflon, que não necessitam gordura. Use sua imaginação com os temperos. Ricota ou requeijão light fazem o papel do queijo.

- ❑ **Espaguete com almôndegas**: faça o molho com tomates, alho, salsa, manjericão, azeite de oliva, vinagre balsâmico. Experimente misturar carne magra com soja. Você se surpreenderá com o gosto.

- ❑ **Bolo de carne**: use clara de ovos para misturar na carne magra, tente usar farinha de soja, tempere com cebola picada, cenoura, cogumelos, pimentão. Leve ao forno em uma dessas assadeiras com grade que permitem que a gordura caia numa parte inferior e seja desprezada depois.

SUBSTITUA	POR
Queijos amarelos	Queijo light muzzarela, cotage light, ricota light, queijo de minas.
Manteiga ou banha	Mostarda, ketchup ou maionese sem gema de ovo ou maionese light com calorias reduzidas.
Creme de leite	Creme de leite light.
Ovos	Clara de ovo.
Leite integral	Leite desnatado.
Margarina	Margarina light ou azeite de oliva.
Salada de maionese com gema de ovos	Salada de maionese com claras e cenoura.
Iogurte normal	Iogurte diet ou light.
Óleo na frigideira (1 colher de sopa)	1 colher de chá de óleo e mais caldo de galinha.
Atum enlatado no óleo	Atum enlatado na água.
Frituras	Grelhado, assado, cozido na água ou no vapor.
Peixe e frango fritos	Peixe e frango assados
Bacon e salames	Presunto de peru light com baixo teor de sódio

SUBSTITUA	POR
Hambúrguer e fritas	Sanduíche de frango grelhado, rosbife magro, hambúrguer de peru ou vegetariano com salada.
Cachorro-quente normal	Cachorro-quente com salsicha light, sem gordura, de peru ou frango.

Cozinhando com menos gordura

❑ Cozinhar com menos gordura saturada e colesterol não deve tomar muito do seu tempo, mas as melhores das intenções podem ser arruinadas por adição de margarina e outras gorduras na mesa. É importante saber como alguns ingredientes e métodos de preparo podem adicionar gordura saturada e colesterol aos seus pratos. A lista seguinte oferece pratos com baixo teor de gordura saturada e colesterol.

❑ **Métodos de cozinha de baixa gordura. Eles tendem a produzir menos gordura saturada:**

❑ Assar vegetais, galinha sem pele e carnes magras (quando assar carnes, coloque-as em cima de uma grade, para escorrer a gordura);

❑ Grelhar frutos do mar, frango ou vegetais;

❑ Usar microondas para cozinhar com água, sem gordura;

❑ Cozinhar a vapor;

❑ Passar levemente na frigideira o *spray* de óleo, ou usar quantidades pequenas de óleo vegetal.

Outros truques

- ☑ Economize quantidade de gordura e colesterol. Se você adicionar 2 colheres de sopa de manteiga na batata cozida, pode estar adicionando 16 gramas de gordura saturada e 22 gramas de gordura total! Enquanto alternativas como óleo de girassol ou de canola podem ter de 0 a 5 gramas de gordura e nada de colesterol.

- ☑ Duas colheres de sopa de molho de salada italiano cremoso vão adicionar 3 gramas de gordura saturada e 18 gramas de gordura total à salada. Molhos light italianos ou vinagre e azeite de oliva adicionam menos de 2 gramas de gordura total!

Temperos de baixos níveis de gordura para adicionar durante o preparo da comida:

- ☑ ervas finas, orégano, salsinha;
- ☑ condimentos, canela, cravo, pimenta e páprica;
- ☑ molhos de salada light;
- ☑ mostarda (sem adição de açúcar);
- ☑ catchup;
- ☑ maionese light;
- ☑ creme de leite light;
- ☑ iogurte light;
- ☑ suco de limão;
- ☑ vinagre;

- ☑ raiz forte;
- ☑ alho fresco;
- ☑ gengibre fresco;
- ☑ flocos de pimenta vermelha;
- ☑ queijo parmesão ralado em pequena quantidade;
- ☑ sal com sódio reduzido;
- ☑ geléia light.

Comparação de teores de gordura total

Alimentos gordurosos		Opções saudáveis	
Leite integral	8-9g	Leite desnatado	Menos de 1/2g
Picolés	11-20g	Picolés frozen	0g
Sorvetes	10% de gordura 5-6g	Frozen iogurte light	0g
		Sorbet	1-2g
Flan	5-6g	Flan light feito com leite desnatado	0g
Croissant	12g	Pão (2 fatias)	1-2g
Frango frito	14g	Frango grelhado	3g
Batata frita	8-12g	Batata assada	2g

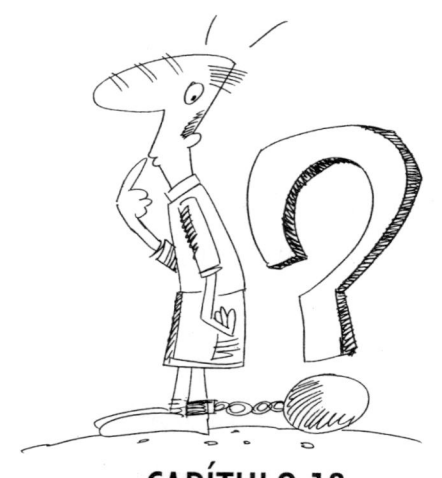

CAPÍTULO 18
Perguntas mais freqüentes sobre o colesterol

❑ **Colesterol total alto é um fator de risco para doença cardíaca que se pode evitar?**

Certamente é. Os recursos de hoje incluem uma variedade de remédios e dietas, além do conhecimento mais refinado dos fatores que interferem sobre o colesterol.

❑ **Para baixar o nível de colesterol total no sangue deve-se parar de comer qualquer tipo de carne?**

Errado. Há carnes magras que podem ser ingeridas dentro de limites saudáveis. De modo geral, aconselha-se a comer carne vermelha uma a duas vezes por semana. Peixe e frango são melhores, podendo fazer parte do cardápio mais freqüentemente.

❑ **Níveis de colesterol total abaixo de 240 são considerados bons para adultos?**

Errado. Recomenda-se que o colesterol total não passe de 200mg/dL com LDL até 130. Diabéticos devem ter LDL ainda mais baixo, menor do que 100. Quanto ao HDL, quanto maior melhor, mas um mínimo de 45 é desejável.

❑ **Suplementos de óleo de peixe são recomendáveis para baixar o colesterol?**

Para baixar o colesterol, o recomendável é reduzir a ingestão de gorduras saturadas. Os suplementos com Ômega-3 auxiliam principalmente a elevar o HDL.

❑ **Para baixar o nível de colesterol, deve-se comer menos gordura total, menos colesterol e perder peso se estiver acima do recomendado?**

Tudo correto. Podemos acrescentar ainda o exercício e o combate ao stress como mecanismos ideais para baixar o LDL e aumentar o HDL.

❑ **Gorduras saturadas levantam o nível de colesterol ruim no sangue mais do que qualquer outra coisa na dieta?**

Correto. Até a ingestão direta de colesterol da gema do ovo não eleva tanto o colesterol do sangue como a gordura saturada.

❑ **Todos os óleos vegetais ajudam a baixar os níveis de colesterol?**

Não é verdade. Há óleos chamados tropicais (de coco e dendê) que são ricos em gorduras saturadas. Os demais óleos vegetais têm quantidade variada de ácidos graxos saturados, mono e poliinsaturados. Os melhores são os que contêm menor conteúdo de gordura saturada e maior quantidade de ácidos graxos monoinsaturados: oliva e canola são os melhores de todo o grupo.

❑ **Baixar o colesterol total pode ajudar pessoas que já tiveram ataque cardíaco?**

Correto. Baixar o colesterol total é fundamental para reduzir o risco de um ataque cardíaco para quem já teve ou nunca teve um evento coronário (angina ou infarto). A redução do colesterol no sangue também reduz a incidência de acidentes cerebrais.

❑ **Todas as crianças devem ter os seus níveis de colesterol monitorados?**

Colesterol elevado na infância é exceção. Mais comumente as crianças têm colesterol normal com HDL alto. Não justifica medir colesterol rotineiramente nessa faixa etária. Porém, há situações em que o exame é necessário: em caso de crianças obesas e sedentárias além de sobrealimentadas com gordura saturada da batata frita, hambúrguer etc.

❑ **Ler a informação nutricional nos rótulos de alimentos pode ajudá-lo a se alimentar saudavelmente?**

Correto. Leia rótulos.

❑ **Usar margarina em vez de manteiga ajuda a baixar meu colesterol?**

Nem sempre. O que faz aumentar o colesterol é a gordura saturada da manteiga. As margarinas não são isentas de gorduras saturadas, principalmente as mais sólidas. Prefira, portanto, as mais macias, que são menos nocivas. Mas não esqueça: moderação. As margarinas contêm ácidos graxos trans, que também fazem subir o colesterol.

❑ **Os magros não precisam se preocupar com o colesterol?**

Falso. Ninguém está isento, gordos ou magros. Os que custam a ganhar peso por razões de seu metabolismo pessoal às vezes são os que mais ingerem gorduras saturadas e têm colesterol conseqüentemente elevado. Por outro lado, não é incomum colesterol normal em obesos.

❑ **Meu médico disse que meu HDL compensa meu colesterol elevado. É verdade?**

Parcialmente, sim, dentro de alguns limites. Se o índice colesterol total dividido pelo HDL for inferior a 5, o risco de doença cardiovascular é menor. Porém, ao mesmo tempo, os níveis altos de LDL ruim são fortes indicadores de risco.

❑ **Se o rótulo do alimento diz que não há colesterol no produto, o alimento é saudável?**

Falso. A presença de grande quantidade de gordura saturada no produto torna-o ainda mais nocivo do que se tivesse colesterol.

❑ **Como eu tomo medicação para colesterol, posso comer qualquer coisa?**

Falso. O remédio é uma ajuda necessária e lhe

facilitará a vida. O medicamento é prescrito para quem já se exercita e come pouca gordura saturada e mesmo assim tem colesterol elevado. Mas a ingestão de gordura deve ser controlada em qualquer situação.

❑ **Recentemente surgiu a informação de que ovos não são tão ruins. Posso então voltar a comer meus 2 ovos por dia?**

Dois talvez seja demais. Uma gema de ovo contém 213mg de colesterol, o que é muito próximo dos 300mg que se pode ingerir por dia. Para comer um ovo por dia, você tem que comer menos a carne e outras fontes de colesterol. Quem já tem colesterol elevado no sangue deve observar ainda mais essa regra. No entanto, é bom dizer que ovos são mais sadios do que carne vermelha com gordura, picanha, por exemplo. Mas pouca gente fala mal da picanha. Ovo contém colesterol, mas apresenta conteúdo baixo de gordura saturada, a qual é nitidamente pior do que ingerir diretamente colesterol. Por outro lado, o ovo tem um lado ótimo que é a clara, constituída de proteínas e vitaminas. Ela pode ser usada sem a gema em praticamente todas as receitas, pois é ela que dá a "liga" nos alimentos preparados. A Assossiação Americana de Cardiologia recomenda a quem tem colesterol normal não passar de 4 ovos por semana.

❑ **Colesterol e doença cardíaca são problemas de homem? As mulheres não precisam se preocupar?**

Errado. Após a menopausa, as mulheres têm seu sistema metabólico parecido com o do homem, pois perdem a proteção do estrógeno e podem, em qualquer idade, ter uma elevação no nível de colesterol e apresentar ataque cardíaco na dependência de outros fatores de risco, como fumo, obesidade, stress, hipertensão e sedentarismo. O estrógeno é que mantém o bom HDL alto durante quase toda a vida da mulher. No entanto, hoje se sabe que LDL ruim elevado pode ser um problema mesmo em mulheres jovens que passaram a ter as mesmas atribulações dos homens na disputa do mercado de trabalho. Portanto, todos devem controlar seu colesterol.

❑ **Não é necessário medir o colesterol antes dos 40?**

Mesmo crianças podem ter colesterol elevado. Apesar de não ser indicado realizar exames de sangue regulares em crianças, temos que observar mais atentamente os gordinhos e os sedentários, que não se exercitam, assim como os comedores de gorduras saturadas e trans: batata frita, hambúrguer, salgadinhos, para mencionar alguns. A criança é o alvo do aprendizado de maior sucesso. É na infância que se aprende bom estilo de vida, boa alimentação e o hábito do exercício. A partir dos 20 anos, todos devem ter uma idéia de como anda seu colesterol.

❑ **Mulheres após a menopausa devem usar hormônios para baixar o colesterol?**

Errado. A terapia hormonal pós-menopausa é indicada para poucas mulheres e certamente aumenta o risco de infarto, derrames e tromboses, segundo a Associação Americana de Cardiologia.

❑ **Temos que ingerir colesterol porque ele é necessário para o organismo?**

Não é verdade. Nosso fígado produz em torno de 1.000mg de colesterol por dia. O fígado produz todo o colesterol de que o organismo necessita. Porém, mesmo assim ingerimos mais de 500mg por dia.

Teste de conhecimento sobre colesterol

1. Que passos devem ser tomados para baixar o colesterol?

a) Seguir a dieta de baixos teores de gordura saturada e colesterol.

b) Fazer mais atividade física.

c) Baixar o peso, se estiver acima do normal.

d) Tomar medicação se prescrita pelo médico.

e) **Todas alternativas acima.**

2. Que alimentos abaixo *não* possuem gordura saturada?

a) Óleo de coco.

b) Leite gordo.

c) Frango, sem pele.

d) Manteiga.

e) **Pão de centeio.**

3. Qual destes alimentos não possui colesterol?

a) Carne.

b) **Banana.**
c) Camarão.
d) Manteiga.
e) Ovo.

4. Qual dos níveis abaixo é um nível de colesterol total desejável?

a) **Menos de 200mg/dL.**
b) Menos de 230mg/dL.
c) Menos de 240mg/dL.

5. Você sabe que tem colesterol total elevado quando:

a) Tem dor de cabeça.
b) Aumentou o peso.
c) Está hipertenso.
d) **Mediu o colesterol no sangue.**

6. Colesterol total elevado aumenta o meu risco de:

a) Diabetes.
b) Hipertensão.
c) Obesidade.
d) **Aterosclerose.**

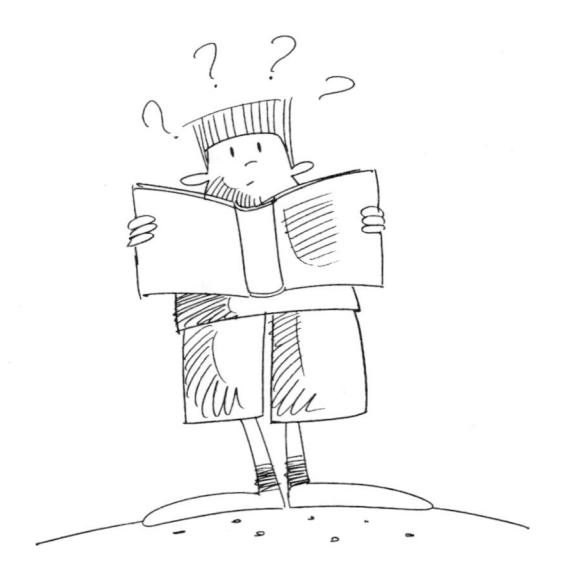

CAPÍTULO 19
Glossário

Ácido fólico – É vitamina do complexo B essencial para o crescimento e reprodução das células. Tem sido amplamente divulgada nos últimos anos como potente antagonista da homocisteína na quantidade diária recomendada de 400mcg. Funciona associado às vitaminas B^6, B^{12} e C. Está presente nos vegetais, donde deriva seu nome.

Ácido gástrico – É o ácido produzido pelas células que revestem o estômago para digerir os alimentos. É constituído de ácido clorídrico e em excesso pode causar gastrite e úlcera.

Ácidos graxos poliinsaturados – São gorduras poliinsaturadas chamadas quimicamente de ácidos graxos, cuja insaturação é representada pela existência de 2 pares de carbono livres para captar outras moléculas de hidrogênio. São geralmente líquidos. São constituídos de dois tipos: os Ômega-6 e os Ômega-3. São saudáveis na medida em que promovem a redução do colesterol total e do mau colesterol (LDL).

Ácido úrico – Produto do metabolismo das proteínas, presente no sangue e eliminado pela urina. Seus níveis normais vão até 7mg/dL. Seu excesso no sangue leva a uma doença chamada "gota", que se caracteriza por artrites, ou seja, inflamação das articulações por depósito de cristais de urato. Evitar alimentos que contenham purina, como as carnes, principalmente miúdos, é a forma de reduzir o ácido úrico no sangue.

Ácidos graxos monoinsaturados – São aqueles em que ainda há espaço na cadeia de carbono para um par de átomos de hidrogênio se ligar. Gorduras monoinsaturadas existem nos óleos de oliva, de canola e de amendoim. Amendoim, nozes e castanhas são ricos em gorduras monoinsaturadas.

Ácidos graxos saturados – Os ácidos graxos saturados têm sua cadeia de carbono carregando todos os átomos de hidrogênio possíveis. Saturadas de hidrogênio. Constituem as gorduras mais prejudiciais à saúde. Geralmente são sólidas, com exceção do óleo de coco e de dendê. São saturadas as gorduras sólidas como o toicinho, a gordura branca ou amarela do boi, do carneiro etc. São aquelas que vemos a olho nu na comida.

Alicina – É um composto ativo proveniente do alho.

Amidos – Os amidos são carboidratos complexos que em geral contêm também fibras, vitaminas e minerais. São o oposto dos açúcares simples, que são rapidamente digeridos. Ingerimos carboidratos complexos através de vegetais, frutas e grãos. Os amidos são originados das plantas, são geralmente chamados "farináceos", como os grãos (arroz, trigo, milho, aveia, centeio, feijão seco, amendoim) e seus derivados (massa, pão etc.). Os amidos não contêm gorduras ou colesterol e geram menos calorias do que os lipídios em geral. Mantêm os níveis de glicose no sangue através de uma digestão e absorção mais lentas (de 1 a 4 horas). Por isso é o alimento preferido dos atletas.

Aminoácido – É uma categoria da química orgânica composta de nitrogênio, hidrogênio, carbono e oxigênio. A associação de vários aminoácidos em cadeia forma a proteína.

Angina – É uma dor no peito ou desconforto que ocorre quando o músculo do coração não recebe sangue suficiente. Esta dor pode também ocorrer nos ombros, braços, pescoço, mandíbula ou costas.

Antiaderente – É o revestimento interno de panelas e frigideiras, geralmente à base de teflon, que permite cozinhar alimentos utilizando-se pouca ou nenhuma gordura, pois não permite a aderência dos alimentos.

Antioxidantes – São substâncias que inibem ou reduzem a captação de oxigênio pelas substâncias, processo este chamado de oxidação e considerado o mecanismo principal de envelhecimento celular.

Aterosclerose – É a grande epidemia deste século. Caracteriza-se por deposição de gorduras nas paredes das artérias, que se tornam espessas e calcificadas, diminuindo progressivamente o seu espaço interno. Quando oclui-se uma destas artérias no cérebro, ocorre o acidente vascular cerebral; no coração e nas coronárias, ocorre a angina e o infarto. Este último leva à morte ou imobilização e cicatrização de uma parte do músculo cardíaco.

Betacaroteno – É um pigmento vegetal que age como precursor e, ao produzir vitamina A, torna-se um antioxidante potente.

Bioflavonóides – O mesmo que flavonóides, sendo os mais conhecidos as isoflavonas e a quercitina; são compostos químicos necessários para manter saudáveis as artérias. Agem reduzindo o mau colesterol (LDL) e aumentando o bom colesterol (HDL). São encontrados na natureza como corantes de frutas e flores, principalmente amarelas, vindo daí o seu nome ("flavus", do latim, amarelo), apesar de estarem presentes em ampla variedade de vegetais, principalmente na cebola. Neste grupo químico já foram identificados mais de 5 mil tipos diferentes de flavonóides. Seu representante mais comum, a quercitina, é um poderoso antioxidante que desacelera processos degenerativos do organismo como a aterosclerose e o câncer. Têm sido chamados de complexo vitamínico P.

Caloria – É a unidade de energia transferida pelos alimentos e consumida pelo organismo na geração de calor e de suas atividades vitais.

Carboidratos complexos – São os amidos que em

geral contêm também fibras, vitaminas e minerais. Nossa alimentação é tanto mais sadia e inteligente quanto mais carboidratos complexos (como os amidos) e quanto menos carboidratos simples (como o açúcar) usamos. Ingerimos carboidratos complexos através de vegetais, frutas e grãos. Os amidos são originados das plantas, são geralmente chamados "farináceos", como os grãos (arroz, trigo, milho, aveia, centeio, feijão seco, amendoim) e seus derivados (massa, pão etc.). Levam mais tempo para serem digeridos e podem ser armazenados para sua utilização em 12 a 24 horas, ou até por meses, se forem transformados em gorduras.

Carboidratos simples – São substâncias simples também chamadas de açúcares, como a glicose (açúcar comum) e frutose (açúcar das frutas). Quando organizados aos pares, os açúcares assumem outras formas como a sacarose (açúcar de mesa), lactose (açúcar do leite) e maltose (açúcar do malte). Os carboidratos simples, ou açúcares, vão direto para o sangue, chegando a proporcionar um aumento rápido de energia, mas desaparecem rapidamente.

Catalisadores – São substâncias que participam das reações químicas, facilitando-as ou tornando-as mais rápidas e eficientes.

Coagulação do sangue – Faz parte de um mecanismo de defesa do organismo chamado de hemostase (redução de perda de sangue em uma veia lesada). Uma lesão aciona plaquetas que estimulam o processo de coagulação do sangue.

Cólon – Região do aparelho digestivo chamada de intestino grosso por ter dimensões maiores que o delgado. Tem quatro segmentos: cólon ascendente, transverso, descendente e sigmóide. É região particularmente vulnerável ao câncer.

DDR – A dose diária recomendada aplica-se especialmente às vitaminas e diz respeito ao mínimo necessário para suprir as necessidades do organismo em cada dia.

Endotélio – É a camada de células que reveste internamente nossas artérias.

Estrógeno – Hormônio feminino que em cada ciclo menstrual prepara o útero para a fertilização. Preparações farmacêuticas de estrógeno são usadas nos anticoncepcionais.

***Fast-food* ou comida rápida** – O hábito de comer com pressa gerou um grande número de redes de alimentos rápidos que, infelizmente, introduziram os maus hábitos alimentares na população. Além de desrespeitarem o princípio de fazer da refeição um momento de prazer e relaxamento, os *fast-food* caracterizam-se por vender alimentos com grande quantidade de sal, gorduras e frituras.

Fibras – São estruturas presentes em alguns alimentos que resistem à digestão e, portanto, são absorvidas lentamente ou eliminadas pelas fezes, levando consigo gorduras. São componentes dos carboidratos complexos, também conhecidos como celulose. Uma dieta rica em amidos será também farta em fibras.

Fibras insolúveis – Atraem água para o intestino, amolecendo as fezes e melhorando o trânsito intestinal. Reduzem a incidência de câncer do cólon, por melhorarem o trânsito no intestino. Também estimulam a produção de um lubrificante no intestino, chamado muco, que protege a parede contra a agressão de elementos cancerígenos que são normalmente ingeridos com os alimentos. Aveia, cereais, legumes, vagens e frutas são as fontes mais comuns. Principalmente nas cascas de vegetais e frutas são encontradas fibras insolúveis.

Fibras solúveis – Dissolvem-se em água, formando um gel, e aumentam o bolo alimentar prolongando, assim, a sensação de saciedade do estômago e ajudando no controle do apetite. As fibras solúveis baixam o colesterol, combinando-se com ácidos graxos no aparelho digestivo, sendo então eliminadas pelas fezes. Fontes mais comuns de fibras solúveis são frutas, vegetais e grãos. Especialmente ameixas, peras, laranjas, maçãs, legumes, feijão, couve-flor, abobrinha, batata-doce, germe de trigo, cereais, milho e aveia.

Fitoestrógenos – São um tipo de isoflavona presente em certos vegetais (soja, por exemplo) cuja fórmula química é muito semelhante à do hormônio feminino estrógeno. Por isso, pode substituí-lo em certas ações. As mulheres japonesas parecem ter menos sintomas de menopausa por consumirem grande quantidade de fitoestrógenos. Além disso, inibem o crescimento de tumores de mama e próstata.

Glicose – É um carboidrato simples conhecido como açúcar, que se constitui no maior combustível do organismo, mas que, ingerido em excesso, se deposita como glicogênio e provoca a obesidade. O diabetes é a situação de glicose elevada no sangue devido ao imperfeito manejo do açúcar, que termina por levar à aterosclerose.

Glóbulos vermelhos – Os glóbulos vermelhos são corpúsculos vermelhos do sangue. Os glóbulos vermelhos contêm hemoglobina que carrega o oxigênio no organismo. Um milímetro cúbico do sangue contém cerca de cinco milhões de corpúsculos ou glóbulos vermelhos, também chamados de eritrócitos ou hemácias.

Halvarina – Alimento semelhante às margarinas, porém com menos conteúdo de gorduras. Equivalente à margarina light.

Hemoglobina – A hemoglobina é a proteína que dá a cor vermelha ao sangue. Ela também é responsável pelo transporte do oxigênio para todos os tecidos do corpo humano.

Hidrogenação – É o processo químico de inibição da oxidação das gorduras vegetais através da oferta de hidrogênio, o que permite que se tornem duráveis, cremosas ou até sólidas e não percam sua característica de insaturação. Normalmente, as gorduras vegetais são insaturadas e líquidas.

Hipercolesterolimia familiar – A hipercolesterolemia familiar é uma doença genética causada pela deficiência ou pela disfunção do receptor LDL. Ela leva a um acúmulo excessivo de LDL no plasma, produzindo níveis muito altos de colesterol plasmático.

HMG-CoA reductase – É uma enzima que controla a quantidade de colesterol produzida pelo fígado.

Homocisteína – A homocisteína é um aminoácido não essencial que tem sido apontado por alguns como fator independente de doença cardiovascular.

A hiper-homocisteinemia é considerada como um fator de risco tão importante quanto hipercolesterolemia, hipertensão e tabagismo, além de ser um fator facilmente modificável.

Infarto do miocárdio – Ocorre quando o suprimento de sangue a uma parte do músculo cardíaco é reduzido ou cortado totalmente. Isso acontece quando uma artéria está contraída ou obstruida, parcial ou totalmente.

Isoflavona – É um bioflavonóide com estrutura química semelhante ao do hormônio feminino estrógeno, podendo substituí-lo e atenuando seus efeitos nocivos. A soja é uma fonte de isoflavona.

Isquemia – A isquemia arterial (aguda) é uma súbita interrupção do fluxo de sangue na artéria, impedindo a irrigação dos tecidos. Essa interrupção pode ser causada por coagulação do sangue dentro da artéria (trombose), ou por obstrução devido a êmbolo proveniente da coagulação ou de um aneurisma anterior à isquemia (embolia). Também ocorre por lesão direta da artéria por acidentes com armas de fogo, ou fraturas ósseas.

Licopeno – Pigmento do tomate e de frutas vermelhas como morango, melancia etc. que tem a propriedade antioxidante – reduzindo, portanto, os riscos de câncer de próstata e de muitos outros órgãos.

Lipoproteína – É um conjunto de proteínas e lipídeos arranjados para otimizar o transporte de lipídeos no plasma. Os lipídeos não se misturam facilmente com o plasma, que é um meio aquoso. As proteínas das lipoproteínas são chamadas de

Apoproteínas. Os lipídeos são principalmente o Colesterol, os Triglicérides e os Fosfoglicerídeos.

Nitrosamina – São substâncias potencialmente cancerígenas presentes normalmente no corpo humano e produzidas pela reação de nitritos com aminas. Os nitritos são freqüentemente usados na conservação de alimentos e aumentam a chance dessa reação.

Ômega-3 – É um ácido graxo poliinsaturado presente principalmente em produtos do mar e das águas frias, como salmão, sardinha, anchova, peixe espada, truta, bacalhau. Esses peixes ingerem algas-marinhas ricas em ácidos graxos insaturados. Ômega-3 e 6 estão relacionados com a redução da formação de coágulos na circulação, do colesterol total e do mau colesterol, o LDL.

Ômega-6 – É um ácido graxo poliinsaturado que constitui 90% da dieta e vem geralmente de óleos vegetais como soja, milho, girassol.

Osteoporose – Doença progressiva quase exclusiva das mulheres (após os 50 anos de idade, ela pode surgir e começa a desmineralizar os ossos, descalcificando-os ao ponto de produzir fraturas espontâneas). A suplementação de cálcio na dose diária de 1g é importante para prevenir a osteoporose, mas nada substitui uma alimentação saudável rica em cálcio natural.

Oxidação – A oxidação é um processo químico de captação do oxigênio que libera elétrons, os chamados radicais livres, responsáveis pelo envelhecimento celular. É o equivalente à ferrugem dos metais.

Pectina – É um tipo de fibra existente na casca e na polpa da maçã, o que a torna um alimento de alta qualidade.

Placebo – Efeito placebo é o efeito mensurável ou observável sobre uma pessoa ou grupo, ao qual tenha sido dado um tratamento placebo. Um placebo é uma substância inerte, ou cirurgia ou terapia "de mentira", usada como controle em uma experiência.

Quercitina – Um tipo de flavonóide presente na cebola, no vinho e em inúmeros vegetais, responsável pela proteção das artérias com sua ação sobre o metabolismo das gorduras, principalmente o colesterol.

Radicais livres – São oxidantes que agem no organismo provocando o nosso processo de envelhecimento, desencadeando o mecanismo de geração de câncer ou de aterosclerose. São átomos com elétrons livres que se combinam imediatamente com outras moléculas, irritando as paredes das artérias e iniciando o processo de aterosclerose ou desencadeando alterações nas células que podem levar ao câncer. Radicais livres são um tipo de toxina que o organismo descarrega na circulação e que termina por agredir nossas artérias. O hábito de fumar e até o fumo passivo em ambientes fechados estimulam a sua produção. Além disso, a poluição do ar e a ingestão de gorduras também liberam radicais livres para a circulação; são como os dejetos que o cano de descarga de um automóvel estivesse liberando para dentro do carro. Eles parecem ser a grande causa de envelhecimento. Para antagonizá-los, contamos com vitaminas B, C, E e betacaroteno e outros antioxidantes.

Saturação – Processo químico de preenchimento dos átomos livres de carbono nas cadeias de gorduras também chamadas de ácidos graxos. Quanto mais saturada a gordura, mais sólida e mais prejudicial à saúde.

tPA (Ativador do Tecido Plasminogênico) – Também chamada alteplase, é um ativador do tecido plasminogênico. Usado para dissolver coágulos de sangue com o objetivo de prevenir danos permanentes que podem ocorrer imediatamente após um ataque cardíaco.

Testosterona – É o hormônio masculino produzido nos testículos.

Tofu – Alimento da culinária japonesa à base de soja e, portanto, rico em isoflavonas.

Triglicéride ou triglicerídeo – Componente químico composto de ácidos graxos e glicerol. É a gordura principal presente nos seres vivos vegetais e animais. No ser humano, é a gordura mais comum em circulação no sangue e pode se depositar no corpo, deixando-o em forma de maçã, ao chegarmos à idade adulta. O limite normal no sangue é de até 200 mg/dL.

Valores diários – % VD (Valor Diário de Referência): é o percentual que a porção do alimento atende do Valor Diário utilizado como Referência para a rotulagem. Seus valores diários de calorias e nutrientes podem ser maiores ou menores dos utilizados para a rotulagem e dependem de suas necessidades individuais.

Vitaminas – Existem em torno de 15. São componentes do metabolismo dos seres vivos animais e vegetais, essenciais em pequenas quantidades para o funcionamento do organismo. Elas têm que ser absorvidas pela alimentação, pois não são fabricadas pelo organismo.

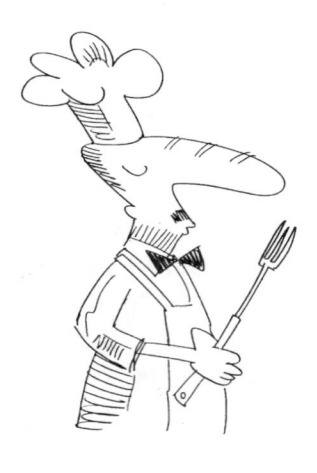

Sobre os Autores:

Fernando A. Lucchese
 É médico, cirurgião cardiovascular e escritor. Seus livros anteriores *Pílulas Para Viver Melhor*, *Pílulas Para Prolongar a Juventude*, *Desembarcando o Diabetes*, *Desembarcando o Sedentarismo* e *Desembarcando a Hipertensão* estão à venda em todo o Brasil.

Fernanda Lucchese
 É graduada pela Duke University, na Carolina do Norte, EUA, com o título de B. A. (Bachelor of Arts). (*Developmental Psychology e Premedical Studies*), e também recebeu os certificados "*Certificate of Health Policy*" e "*Early Childhood Development Studies Certificate*" pela mesma universidade. Durante sua formação nos EUA trabalhou com pesquisa em saúde pública e desenvolvimento humano.

SITES SOBRE O COLESTEROL

SITES BRASILEIROS SOBRE O COLESTEROL:

Informações sobre as gorduras.
http://www.copacabanarunners.net/fat.html

Site de prevenção do colesterol e doenças cardíacas da Sociedade Brasileira de Cardiologia.
http://prevencao.cardiol.br/colesterol/2003/

Site que contém química da molécula do colesterol e outras informações bioquímicas do colesterol.
http://www.qmc.ufsc.br/qmcweb/exemplar28.html

Receitas culinárias com baixo colesterol.
http://culinaria.terra.com.br/saudavel/receita/0,,EI169-COS,00.html

Check-up virtual.
http://www.checkup.med.br/

Colesterol em crianças.
http://www.unicamp.br/unicamp/unicamp_hoje/ju/agosto2002/unihoje_ju187pag4a.html

Site brasileiro da Pfizer sobre o colesterol.
http://www.pfizer.pt/saude/cardio_col_verda.php

SITES INTERNACIONAIS:

Site escrito por um enfermeiro espanhol (em espanhol).
http://members.tripod.com/~fidell/

Página ligada ao NIH (National Institutes of Health) norte-americano (em inglês).
http://rover.nhlbi.nih.gov/chd/

Página do NIH (em espanhol).
http://www.nlm.nih.gov/medlineplus/spanish/cholesterol.html

Página patrocinada pela Pfeizer Inc (em inglês).
http://www.forcholessterol.com/

Página com artigos sobre o colesterol, medicações etc (em inglês).
http://www.focusoncholesterol.com/script/main/hp.asp

Site completo sobre o colesterol e a doença cardíaca (em inglês).
http://www.americanheart.org/presenter.jhtml?identifier=1516

Controle do colesterol (em espanhol).
http://www.tuotromedico.com/temas/control-_colesterol.htm

Site sobre o estudo de Framingham (em inglês).
http://www.nhlbi.nih.gov/about/framingham/links.htm

Coleção L&PM POCKET

1. **Catálogo geral da Coleção**
2. **Poesias** – Fernando Pessoa
3. **O livro dos sonetos** – org. Sergio Faraco
4. **Hamlet** – Shakespeare / trad. Millôr
5. **Isadora, frag. autobiográficos** – Isadora Duncan
6. **Histórias sicilianas** – G. Lampedusa
7. **O relato de Arthur Gordon Pym** – Edgar A. Poe
8. **A mulher mais linda da cidade** – Bukowski
9. **O fim de Montezuma** – Hernan Cortez
10. **A ninfomania** – D. T. Bienville
11. **As aventuras de Robinson Crusoé** – D. Defoe
12. **Histórias de amor** – A. Bioy Casares
13. **Armadilha mortal** – Roberto Arlt
14. **Contos de fantasmas** – Daniel Defoe
15. **Os pintores cubistas** – G. Apollinaire
16. **A morte de Ivan Ilitch** – L.Tolstoi
17. **A desobediência civil** – D. H. Thoreau
18. **Liberdade, liberdade** – F. Rangel e M. Fernandes
19. **Cem sonetos de amor** – Pablo Neruda
20. **Mulheres** – Eduardo Galeano
21. **Cartas a Théo** – Van Gogh
22. **Don Juan** – Molière / Trad. Millôr Fernandes
23. **Horla** – Guy de Maupassant
25. **O caso de Charles Dexter Ward** – Lovecraft
26. **Vathek** – William Beckford
27. **Hai-Kais** – Millôr Fernandes
28. **Adeus, minha adorada** – Raymond Chandler
29. **Cartas portuguesas** – Mariana Alcoforado
30. **A mensagem das violetas** – Florbela Espanca
31. **Espumas flutuantes** – Castro Alves
32. **Dom Casmurro** – Machado de Assis
34. **Alves & Cia.** – Eça de Queiroz
35. **Uma temporada no inferno** – A. Rimbaud
36. **A corresp. de Fradique Mendes** – Eça de Queiroz
38. **Antologia poética** – Olavo Bilac
39. **Rei Lear** – Shakespeare
40. **Memórias póstumas de Brás Cubas** – M. de Assis
41. **Que loucura!** – Woody Allen
42. **O duelo** – Casanova
44. **Gentidades** – Darcy Ribeiro
45. **Mem. de um Sarg. de Milícias** – M. A. de Almeida
46. **Os escravos** – Castro Alves
47. **O desejo pego pelo rabo** – Pablo Picasso
48. **Os inimigos** – Máximo Gorki
49. **O colar de veludo** – Alexandre Dumas
50. **Livro dos bichos** – Vários
51. **Quincas Borba** – Machado de Assis
53. **O exército de um homem só** – Moacyr Scliar
54. **Frankenstein** – Mary Shelley
55. **Dom Segundo Sombra** – Ricardo Güiraldes
56. **De vagões e vagabundos** – Jack London
57. **O homem bicentenário** – Isaac Asimov
58. **A viuvinha** – José de Alencar
59. **Livro das cortesãs** – org. de Sergio Faraco
60. **Últimos poemas** – Pablo Neruda
61. **A moreninha** – Joaquim Manuel de Macedo
62. **Cinco minutos** – José de Alencar
63. **Saber envelhecer e a amizade** – Cicero
64. **Enquanto a noite não chega** – J. Guimarães
65. **Tufão** – Joseph Conrad
66. **Aurélia** – Gérard de Nerval
67. **I-Juca-Pirama** – Gonçalves Dias
68. **Fábulas** – Esopo
69. **Teresa Filósofa** – Anônimo do Séc. XVIII
70. **Avent. inéditas de Sherlock Holmes** – A. C. Doyle
71. **Quintana de bolso** – Mario Quintana
72. **Antes e depois** – Paul Gauguin
73. **A morte de Olivier Bécaille** – Émile Zola
74. **Iracema** – José de Alencar
75. **Iaiá Garcia** – Machado de Assis
76. **Utopia** – Tomás Morus
77. **Sonetos para amar o amor** – Camões
78. **Carmem** – Prosper Mérimée
79. **Senhora** – José de Alencar
80. **Hagar, o horrível 1** – Dik Browne
81. **O coração das trevas** – Joseph Conrad
82. **Um estudo em vermelho** – Arthur Conan Doyle
83. **Todos os sonetos** – Augusto dos Anjos
84. **A propriedade é um roubo** – P.-J. Proudhon
85. **Drácula** – Bram Stoker
86. **O marido complacente** – Sade
87. **De profundis** – Oscar Wilde
88. **Sem plumas** – Woody Allen
89. **Os bruzundangas** – Lima Barreto
90. **O cão dos Baskervilles** – Arthur Conan Doyle
91. **Paraísos artificiais** – Charles Baudelaire
92. **Cândido, ou o otimismo** – Voltaire
93. **Triste fim de Policarpo Quaresma** – Lima Barreto
94. **Amor de perdição** – Camilo Castelo Branco
95. **A megera domada** – Shakespeare / trad. Millôr
96. **O mulato** – Aluísio Azevedo
97. **O alienista** – Machado de Assis
98. **O livro dos sonhos** – Jack Kerouac
99. **Noite na taverna** – Álvares de Azevedo
100. **Aura** – Carlos Fuentes
102. **Contos gauchescos e Lendas do sul** – Simões Lopes Neto
103. **O cortiço** – Aluísio Azevedo
104. **Marília de Dirceu** – T. A. Gonzaga
105. **O Primo Basilio** – Eça de Queiroz
106. **O ateneu** – Raul Pompéia
107. **Um escândalo na Boêmia** – Arthur Conan Doyle
108. **Contos** – Machado de Assis
109. **200 Sonetos** – Luis Vaz de Camões
110. **O príncipe** – Maquiavel
111. **A escrava Isaura** – Bernardo Guimarães
112. **O solteirão nobre** – Conan Doyle
114. **Shakespeare de A a Z** – Shakespeare
115. **A relíquia** – Eça de Queiroz
117. **Livro do corpo** – Vários
118. **Lira dos 20 anos** – Álvares de Azevedo
119. **Esaú e Jacó** – Machado de Assis
120. **A barcarola** – Pablo Neruda
121. **Os conquistadores** – Júlio Verne
122. **Contos breves** – G. Apollinaire
123. **Taipi** – Herman Melville

124. Livro dos desaforos – org. de Sergio Faraco
125. A mão e a luva – Machado de Assis
126. Doutor Miragem – Moacyr Scliar
127. O penitente – Isaac B. Singer
128. Diários da descoberta da América – C.Colombo
129. Édipo Rei – Sófocles
130. Romeu e Julieta – Shakespeare
131. Hollywood – Charles Bukowski
132. Billy the Kid – Pat Garrett
133. Cuca fundida – Woody Allen
134. O jogador – Dostoiévski
135. O livro da selva – Rudyard Kipling
136. O vale do terror – Arthur Conan Doyle
137. Dançar tango em Porto Alegre – S. Faraco
138. O gaúcho – Carlos Reverbel
139. A volta ao mundo em oitenta dias – J. Verne
140. O livro dos esnobes – W. M. Thackeray
141. Amor & morte em Poodle Springs – Raymond Chandler & R. Parker
142. As aventuras de David Balfour – Stevenson
143. Alice no país das maravilhas – Lewis Carroll
144. A ressurreição – Machado de Assis
145. Inimigos, uma história de amor – I. Singer
146. O Guarani – José de Alencar
147. A cidade e as serras – Eça de Queiroz
148. Eu e outras poesias – Augusto dos Anjos
149. A mulher de trinta anos – Balzac
150. Pomba enamorada – Lygia F. Telles
151. Contos fluminenses – Machado de Assis
152. Antes de Adão – Jack London
153. Intervalo amoroso – A.Romano de Sant'Anna
154. Memorial de Aires – Machado de Assis
155. Naufrágios e comentários – Cabeza de Vaca
156. Ubirajara – José de Alencar
157. Textos anarquistas – Bakunin
158. O pirotécnico Zacarias – Murilo Rubião
159. Amor de salvação – Camilo Castelo Branco
160. O gaúcho – José de Alencar
161. O livro das maravilhas – Marco Polo
162. Inocência – Visconde de Taunay
163. Helena – Machado de Assis
164. Uma estação de amor – Horácio Quiroga
165. Poesia reunida – Martha Medeiros
166. Memórias de Sherlock Holmes – Conan Doyle
167. A vida de Mozart – Stendhal
168. O primeiro terço – Neal Cassady
169. O mandarim – Eça de Queiroz
170. Um espinho de marfim – Marina Colasanti
171. A ilustre Casa de Ramires – Eça de Queiroz
172. Luciola – José de Alencar
173. Antígona – Sófocles – trad. Donaldo Schüler
174. Otelo – William Shakespeare
175. Antologia – Gregório de Matos
176. A liberdade de imprensa – Karl Marx
177. Casa de pensão – Aluisio Azevedo
178. São Manuel Bueno, Mártir – Unamuno
179. Primaveras – Casimiro de Abreu
180. O noviço – Martins Pena
181. O sertanejo – José de Alencar
182. Eurico, o presbítero – Alexandre Herculano
183. O signo dos quatro – Conan Doyle
184. Sete anos no Tibet – Heinrich Harrer
185. Vagamundo – Eduardo Galeano
186. De repente acidentes – Carl Solomon
187. As minas de Salomão – Rider Haggar
188. Uivo – Allen Ginsberg
189. A ciclista solitária – Conan Doyle
190. Os seis bustos de Napoleão – Conan Doyle
191. Cortejo do divino – Nelida Piñon
192. Cassino Royale – Ian Fleming
193. Viva e deixe morrer – Ian Fleming
194. Os crimes do amor – Marquês de Sade
195. Besame Mucho – Mário Prata
196. Tuareg – Alberto Vázquez-Figueroa
197. O longo adeus – Raymond Chandler
198. Os diamantes são eternos – Ian Fleming
199. Notas de um velho safado – C. Bukowski
200. 111 ais – Dalton Trevisan
201. O nariz – Nicolai Gogol
202. O capote – Nicolai Gogol
203. Macbeth – William Shakespeare
204. Heráclito – Donaldo Schüler
205. Você deve desistir, Osvaldo – Cyro Martins
206. Memórias de Garibaldi – A. Dumas
207. A arte da guerra – Sun Tzu
208. Fragmentos – Caio Fernando Abreu
209. Festa no castelo – Moacyr Scliar
210. O grande deflorador – Dalton Trevisan
211. Corto Maltese na Etiópia – Hugo Pratt
212. Homem do princípio ao fim – Millôr Fernandes
213. Aline e seus dois namorados – A. Iturrusgarai
214. A juba do leão – Sir Arthur Conan Doyle
215. Assassino metido a esperto – R. Chandler
216. Confissões de um comedor de ópio – T.De Quincey
217. Os sofrimentos do jovem Werther – Goethe
218. Fedra – Racine / Trad. Millôr Fernandes
219. O vampiro de Sussex – Conan Doyle
220. Sonho de uma noite de verão – Shakespeare
221. Dias e noites de amor e de guerra – Galeano
222. O Profeta – Khalil Gibran
223. Flávia, cabeça, tronco e membros – M. Fernandes
224. Guia da ópera – Jeanne Suhamy
225. Macário – Álvares de Azevedo
226. Etiqueta na prática – Celia Ribeiro
227. Manifesto do partido comunista – Marx & Engels
228. Poemas – Millôr Fernandes
229. Um inimigo do povo – Henrik Ibsen
230. O paraíso destruído – Frei B. de las Casas
231. O gato no escuro – Josué Guimarães
232. O mágico de Oz – L. Frank Baum
233. Armas no Cyrano's – Raymond Chandler
234. Max e os felinos – Moacyr Scliar
235. Nos céus de Paris – Alcy Cheuiche
236. Os bandoleiros – Schiller
237. A primeira coisa que eu botei na boca – Deonísio da Silva
238. As aventuras de Simbad, o marújo
239. O retrato de Dorian Gray – Oscar Wilde
240. A carteira de meu tio – J. Manuel de Macedo
241. A luneta mágica – J. Manuel de Macedo
242. A metamorfose – Kafka
243. A flecha de ouro – Joseph Conrad

244. A ilha do tesouro – R. L. Stevenson
245. Marx - Vida & Obra – José A. Giannotti
246. Gênesis
247. Unidos para sempre – Ruth Rendell
248. A arte de amar – Ovídio
249. O sono eterno – Raymond Chandler
250. Novas receitas do Anonymous Gourmet – J.A.P.M.
251. A nova catacumba – Arthur Conan Doyle
252. O dr. Negro – Arthur Conan Doyle
253. Os voluntários – Moacyr Scliar
254. A bela adormecida – Irmãos Grimm
255. O príncipe sapo – Irmãos Grimm
256. Confissões *e* Memórias – H. Heine
257. Viva o Alegrete – Sergio Faraco
258. Vou estar esperando – R. Chandler
259. A senhora Beate e seu filho – Schnitzler
260. O ovo apunhalado – Caio Fernando Abreu
261. O ciclo das águas – Moacyr Scliar
262. Millôr Definitivo – Millôr Fernandes
264. Viagem ao centro da Terra – Júlio Verne
265. A dama do lago – Raymond Chandler
266. Caninos brancos – Jack London
267. O médico e o monstro – R. L. Stevenson
268. A tempestade – William Shakespeare
269. Assassinatos na rua Morgue – E. Allan Poe
270. 99 corruíras nanicas – Dalton Trevisan
271. Broquéis – Cruz e Sousa
272. Mês de cães danados – Moacyr Scliar
273. Anarquistas – vol. 1 – A idéia – G. Woodcock
274. Anarquistas – vol. 2 – O movimento – G Woodcock
275. Pai e filho, filho e pai – Moacyr Scliar
276. As aventuras de Tom Sawyer – Mark Twain
277. Muito barulho por nada – W. Shakespeare
278. Elogio à loucura – Erasmo
279. Autobiografia de Alice B. Toklas – G Stein
280. O chamado da floresta – J. London
281. Uma agulha para o diabo – Ruth Rendell
282. Verdes vales do fim do mundo – A. Bivar
283. Ovelhas negras – Caio Fernando Abreu
284. O fantasma de Canterville – O. Wilde
285. Receitas de Yayá Ribeiro – Celia Ribeiro
286. A galinha degolada – H. Quiroga
287. O último adeus de Sherlock Holmes – A. Conan Doyle
288. A. Gourmet *em* Histórias de cama & mesa – J. A. Pinheiro Machado
289. Topless – Martha Medeiros
290. Mais receitas do Anonymous Gourmet – J.A. Pinheiro Machado
291. Origens do discurso democrático – D. Schüler
292. Humor politicamente incorreto – Nani
293. O teatro do bem e do mal – E. Galeano
294. Garibaldi & Manoela – J. Guimarães
295. 10 dias que abalaram o mundo – John Reed
296. Numa fria – Charles Bukowski
297. Poesia de Florbela Espanca vol. 1
298. Poesia de Florbela Espanca vol. 2
299. Escreva certo – É. Oliveira e M. E. Bernd
300. O vermelho e o negro – Stendhal
301. Ecce homo – Friedrich Nietzsche
302. (7) Comer bem, sem culpa – Dr. Fernando Lucchese, A. Gourmet e Iotti
303. O livro de Cesário Verde – Cesário Verde
304. O reino das cebolas – C. Moscovich
305. 100 receitas de macarrão – S. Lancellotti
306. 160 receitas de molhos – S. Lancellotti
307. 100 receitas light – H. e Â. Tonetto
308. 100 receitas de sobremesas – Celia Ribeiro
309. Mais de 100 dicas de churrasco – Leon Diziekaniak
310. 100 receitas de acompanhamentos – C. Cabeda
311. Honra ou vendetta – S. Lancellotti
312. A alma do homem sob o socialismo – Oscar Wilde
313. Tudo sobre Yôga – Mestre De Rose
314. Os varões assinalados – Tabajara Ruas
315. Édipo em Colono – Sófocles
316. Lisistrata – Aristófanes / trad. Millôr
317. Sonhos de Bunker Hill – John Fante
318. Os deuses de Raquel – Moacyr Scliar
319. O colosso de Marússia – Henry Miller
320. As eruditas – Molière / trad. Millôr
321. Radicci 1 – Iotti
322. Os Sete contra Tebas – Ésquilo
323. Brasil Terra à vista – Eduardo Bueno
324. Radicci 2 – Iotti
325. Júlio César – William Shakespeare
326. A carta de Pero Vaz de Caminha
327. Cozinha Clássica – Silvio Lancellotti
328. Madame Bovary – Gustave Flaubert
329. Dicionário do viajante insólito – M. Scliar
330. O capitão saiu para o almoço... – Bukowski
331. A carta roubada – Edgar Allan Poe
332. É tarde para saber – Josué Guimarães
333. O livro de bolso da Astrologia – Maggy Harrisonx e Mellina Li
334. 1933 foi um ano ruim – John Fante
335. 100 receitas de arroz – Aninha Comas
336. Guia prático do Português correto – vol. 1 – Cláudio Moreno
337. Bartleby, o escriturário – H. Melville
338. Enterrem meu coração na curva do rio – Dee Brown
339. Um conto de Natal – Charles Dickens
340. Cozinha sem segredos – J. A. P. Machado
341. A dama das Camélias – A. Dumas Filho
342. Alimentação saudável – H. e Â. Tonetto
343. Continhos galantes – Dalton Trevisan
344. A Divina Comédia – Dante Alighieri
345. A Dupla Sertanojo – Santiago
346. Cavalos do amanhecer – Mario Arregui
347. Biografia de Vincent van Gogh por sua cunhada – Jo van Gogh-Bonger
348. Radicci 3 – Iotti
349. Nada de novo no front – E. M. Remarque
350. A hora dos assassinos – Henry Miller
351. Flush - Memórias de um cão – Virginia Woolf
352. A guerra no Bom Fim – M. Scliar
353. (1) O caso Saint-Fiacre – Simenon
354. (2) Morte na alta sociedade – Simenon
355. (3) O cão amarelo – Simenon
356. (4) Maigret e o homem do banco – Simenon
357. As uvas e o vento – Pablo Neruda
358. On the road – Jack Kerouac

359. O coração amarelo – Pablo Neruda
360. Livro das perguntas – Pablo Neruda
361. Noite de Reis – William Shakespeare
362. Manual de Ecologia – vol.1 – J. Lutzenberger
363. O mais longo dos dias – Cornelius Ryan
364. Foi bom prá você? – Nani
365. Crepusculário – Pablo Neruda
366. A comédia dos erros – Shakespeare
367(5). A primeira investigação de Maigret – Simenon
368(6). As férias de Maigret – Simenon
369. Mate-me por favor (vol.1) – L. McNeil
370. Mate-me por favor (vol.2) – L. McNeil
371. Carta ao pai – Kafka
372. Os vagabundos iluminados – J. Kerouac
373(7). O enforcado – Simenon
374(8). A fúria de Maigret – Simenon
375. Vargas, uma biografia política – H. Silva
376. Poesia reunida (vol.1) – A. R. de Sant'Anna
377. Poesia reunida (vol.2) – A. R. de Sant'Anna
378. Alice no país do espelho – Lewis Carroll
379. Residência na Terra 1 – Pablo Neruda
380. Residência na Terra 2 – Pablo Neruda
381. Terceira Residência – Pablo Neruda
382. O delírio amoroso – Bocage
383. Futebol ao sol e à sombra – E. Galeano
384(9). O porto das brumas – Simenon
385(10). Maigret e seu morto – Simenon
386. Radicci 4 – Iotti
387. Boas maneiras & sucesso nos negócios – Celia Ribeiro
388. Uma história Farroupilha – M. Scliar
389. Na mesa ninguém envelhece – J. A. P. Machado
390. 200 receitas inéditas do Anonymus Gourmet – J. A. Pinheiro Machado
391. Guia prático do Português correto – vol.2 – Cláudio Moreno
392. Breviário das terras do Brasil – Assis Brasil
393. Cantos Cerimoniais – Pablo Neruda
394. Jardim de Inverno – Pablo Neruda
395. Antonio e Cleópatra – William Shakespeare
396. Tróia – Cláudio Moreno
397. Meu tio matou um cara – Jorge Furtado
398. O anatomista – Federico Andahazi
399. As viagens de Gulliver – Jonathan Swift
400. Dom Quixote – v.1 – Miguel de Cervantes
401. Dom Quixote – v.2 – Miguel de Cervantes
402. Sozinho no Pólo Norte – Thomaz Brandolin
403. Matadouro Cinco – Kurt Vonnegut
404. Delta de Vênus – Anaïs Nin
405. O melhor de Hagar 2 – Dik Browne
406. É grave Doutor? – Nani
407. Orai pornô – Nani
408(11). Maigret em Nova York – Simenon
409(12). O assassino sem rosto – Simenon
410(13). O mistério das jóias roubadas – Simenon
411. A irmãzinha – Raymond Chandler
412. Três contos – Gustave Flaubert
413. De ratos e homens – John Steinbeck
414. Lazarilho de Tormes – Anônimo do séc. XVI
415. Triângulo das águas – Caio Fernando Abreu
416. 100 receitas de carnes – Silvio Lancellotti
417. Histórias de robôs: vol.1 – org. Isaac Asimov
418. Histórias de robôs: vol.2 – org. Isaac Asimov
419. Histórias de robôs: vol.3 – org. Isaac Asimov
420. O país dos centauros – Tabajara Ruas
421. A república de Anita – Tabajara Ruas
422. A carga dos lanceiros – Tabajara Ruas
423. Um amigo de Kafka – Isaac Singer
424. As alegres matronas de Windsor – Shakespeare
425. Amor e exílio – Isaac Bashevis Singer
426. Use & abuse do seu signo – Marília Fiorillo e Marylou Simonsen
427. Pigmaleão – Bernard Shaw
428. As fenícias – Eurípides
429. Everest – Thomaz Brandolin
430. A arte de furtar – Anônimo do séc. XVI
431. Billy Bud – Herman Melville
432. A rosa separada – Pablo Neruda
433. Elegia – Pablo Neruda
434. A garota de Cassidy – David Goodis
435. Como fazer a guerra: máximas de Napoleão – Balzac
436. Poemas de Emily Dickinson
437. Gracias por el fuego – Mario Benedetti
438. O sofá – Crébillon Fils
439. O "Martín Fierro" – Jorge Luis Borges
440. Trabalhos de amor perdidos – W. Shakespeare
441. O melhor de Hagar 3 – Dik Browne
442. Os Maias (volume1) – Eça de Queiroz
443. Os Maias (volume2) – Eça de Queiroz
444. Anti-Justine – Restif de La Bretonne
445. Juventude – Joseph Conrad
446. Contos – Eça de Queiroz
447. Janela para a morte – Raymond Chandler
448. Um amor de Swann – Marcel Proust
449. À paz perpétua – Immanuel Kant
450. A conquista do México – Hernan Cortez
451. Defeitos escolhidos e 2000 – Pablo Neruda
452. O casamento do céu e do inferno – William Blake
453. A primeira viagem ao redor do mundo – Antonio Pigafetta
454(14). Uma sombra na janela – Simenon
455(15). A noite da encruzilhada – Simenon
456(16). A velha senhora – Simenon
457. Sartre – Annie Cohen-Solal
458. Discurso do método – René Descartes
459. Garfield em grande forma – Jim Davis
460. Garfield está de dieta – Jim Davis
461. O livro das feras – Patricia Highsmith
462. Viajante solitário – Jack Kerouac
463. Auto da barca do inferno – Gil Vicente
464. O livro vermelho dos pensamentos de Millôr – Millôr Fernandes
465. O livro dos abraços – Eduardo Galeano
466. Voltaremos! – José Antonio Pinheiro Machado
467. Rango – Edgar Vasques
468(8). Dieta mediterrânea – Dr. Fernando Lucchese e José Antonio Pinheiro Machado
469. Radicci 5 – Iotti
470. Pequenos pássaros – Anaïs Nin
471. Guia prático do Português correto – vol.3 – Cláudio Moreno

472. Atire no pianista – David Goodis
473. Antologia Poética – García Lorca
474. Alexandre e César – Plutarco
475. Uma espiã na casa do amor – Anaïs Nin
476. A gorda do Tiki Bar – Dalton Trevisan
477. Garfield um gato de peso – Jim Davis
478. Canibais – David Coimbra
479. A arte de escrever – Arthur Schopenhauer
480. Pinóquio – Carlo Collodi
481. Misto-quente – Charles Bukowski
482. A lua na sarjeta – David Goodis
483. O melhor do Recruta Zero (1) – Mort Walker
484. Aline 2 – Adão Iturrusgarai
485. Sermões do Padre Antonio Vieira
486. Garfield numa boa – Jim Davis
487. Mensagem – Fernando Pessoa
488. Vendeta *seguida de* A paz conjugal – Balzac
489. Poemas de Alberto Caeiro – Fernando Pessoa
490. Ferragus – Honoré de Balzac
491. A duquesa de Langeais – Honoré de Balzac
492. A menina dos olhos de ouro – Honoré de Balzac
493. O lírio do vale – Honoré de Balzac
494(17). A barcaça da morte – Simenon
495(18). As testemunhas rebeldes – Simenon
496(19). Um engano de Maigret – Simenon
497(1). A noite das bruxas – Agatha Christie
498(2). Um passe de mágica – Agatha Christie
499(3). Nêmesis – Agatha Christie
500. Esboço para uma teoria das emoções – Sartre
501. Renda básica de cidadania – Eduardo Suplicy
502(1). Pílulas para viver melhor – Dr. Lucchese
503(2). Pílulas para prolongar a juventude – Dr. Lucchese
504(3). Desembarcando o Diabetes – Dr. Lucchese
505(4). Desembarcando o Sedentarismo – Dr. Fernando Lucchese e Cláudio Castro
506(5). Desembarcando a Hipertensão – Dr. Lucchese
507(6). Desembarcando o Colesterol – Dr. Fernando Lucchese e Fernanda Lucchese
508. Estudos de mulher – Balzac
509. O terceiro tira – Flann O'Brien
510. 100 receitas de aves e ovos – J. A. P. Machado
511. Garfield em toneladas de diversão – Jim Davis
512. Trem-bala – Martha Medeiros
513. Os cães ladram – Truman Capote
514. O Kama Sutra de Vatsyayana
515. O crime do Padre Amaro – Eça de Queiroz
516. Odes de Ricardo Reis – Fernando Pessoa
517. O inverno da nossa desesperança – Steinbeck
518. Piratas do Tietê 1 – Laerte
519. Rê Bordosa: do começo ao fim – Angeli
520. O Harlem é escuro – Chester Himes
521. Café-da-manhã dos campeões – Kurt Vonnegut
522. Eugénie Grandet – Balzac
523. O último magnata – F. Scott Fitzgerald
524. Carol – Patricia Highsmith
525. 100 receitas de patisseria – Silvio Lancellotti
526. O fator humano – Graham Greene
527. Tristessa – Jack Kerouac
528. O diamante do tamanho do Ritz – S. Fitzgerald
529. As melhores histórias de Sherlock Holmes – Arthur Conan Doyle
530. Cartas a um jovem poeta – Rilke
531(20). Memórias de Maigret – Simenon
532(4). O misterioso sr. Quin – Agatha Christie
533. Os analectos – Confúcio
534(21). Maigret e os homens de bem – Simenon
535(22). O medo de Maigret – Simenon
536. Ascensão e queda de César Birotteau – Balzac
537. Sexta-feira negra – David Goodis
538. Ora bolas – O humor cotidiano de Mario Quintana – Juarez Fonseca
539. Longe daqui aqui mesmo – Antonio Bivar
540(5). É fácil matar – Agatha Christie
541. O pai Goriot – Balzac
542. Brasil, um país do futuro – Stefan Zweig
543. O processo – Kafka
544. O melhor de Hagar 4 – Dik Browne
545(6). Por que não pediram a Evans? – Agatha Christie
546. Fanny Hill – John Cleland
547. O gato por dentro – William S. Burroughs
548. Sobre a brevidade da vida – Sêneca
549. Geraldão 1 – Glauco
550. Piratas do Tietê 2 – Laerte
551. Pagando o pato – Ciça
552. Garfield de bom humor – Jim Davis
553. Conhece o Mário? – Santiago
554. Radicci 6 – Iotti
555. Os subterrâneos – Jack Kerouac
556(1). Balzac – François Taillandier
557(2). Modigliani – Christian Parisot
558(3). Kafka – Gérard-Georges Lemaire
559(4). Júlio César – Joël Schmidt
560. Receitas da família – J. A. Pinheiro Machado
561. Boas maneiras à mesa – Celia Ribeiro
562(9). Filhos sadios, pais felizes – R. Pagnoncelli
563(10). Fatos & mitos – Dr. Fernando Lucchese
564. Ménage à trois – Paula Taitelbaum
565. Mulheres! – David Coimbra
566. Poemas de Álvaro de Campos – Fernando Pessoa
567. Medo e outras histórias – Stefan Zweig
568. Snoopy e sua turma (1) – Schulz
569. Piadas para sempre (1) – Visconde da Casa Verde
570. O alvo móvel – Ross Macdonald
571. O melhor do Recruta Zero (2) – Mort Walker
572. Um sonho americano – Norman Mailer
573. Os broncos também amam – Angeli
574. Crônica de um amor louco – Bukowski
575(5). Freud – René Major e Chantal Ta'agrand
576(6). Picasso – Gilles Plazy
577(7). Gandhi – Christine Jordis
578. A tumba – H. P. Lovecraft
579. O príncipe e o mendigo – Mark Twain
580. Garfield, um charme de gato – Jim Davis
581. Ilusões perdidas – Balzac
582. Esplendores e misérias das cortesãs – Balzac
583. Walter Ego – Angeli
584. Striptiras (1) – Laerte
585. Fagundes: um puxa-saco de mão cheia – Laerte
586. Depois do último trem – Josué Guimarães
587. Ricardo III – Shakespeare

588. **Dona Anja** – Josué Guimarães
589. **24 horas na vida de uma mulher** – Stefan Zweig
590. O terceiro homem – Graham Greene
591. Mulher no escuro – Dashiell Hammett
592. No que acredito – Bertrand Russell
593. Odisséia (1): Telemaquia – Homero
594. O cavalo cego – Josué Guimarães
595. Henrique V – Shakespeare
596. Fabulário geral do delírio cotidiano – Bukowski
597. **Tiros na noite 1: A mulher do bandido** – Dashiell Hammett
598. Snoopy em Feliz Dia dos Namorados (2) – Schulz
599. Mas não se matam cavalos? – Horace McCoy
600. Crime e castigo – Dostoiévski
601.(7). Mistério no Caribe – Agatha Christie
602. Odisséia (2): Regresso – Homero
603. Piadas para sempre (2) – Visconde da Casa Verde
604. À sombra do vulcão – Malcolm Lowry
605.(8). Kerouac – Yves Buin
606. E agora são cinzas – Angeli
607. As mil e uma noites – Paulo Caruso
608. Um assassino entre nós – Ruth Rendell
609. Crack-up – F. Scott Fitzgerald
610. Do amor – Stendhal
611. Cartas do Yage – William Burroughs e Allen Ginsberg
612. Striptiras 2 – Laerte
613. Henry & June – Anaïs Nin
614. A piscina mortal – Ross Macdonald
615. Geraldão 2 – Glauco
616. **Tempo de delicadeza** – A. R. de Sant'Anna
617. **Tiros na noite 2: Medo de tiro** – Dashiell Hammett
618. **Snoopy em Assim é a vida, Charlie Brown! (3)** – Schulz
619. 1954 – Um tiro no coração – Hélio Silva
620. Sobre a inspiração poética (Íon) e ... – Platão
621. Garfield e seus amigos – Jim Davis
622. **Odisséia (3) Ítaca** – Homero
623. A louca matança – Chester Himes
624. Factótum – Charles Bukowski
625. **Guerra e Paz: volume 1** – Tolstói
626. **Guerra e Paz: volume 2** – Tolstói
627. **Guerra e Paz: volume 3** – Tolstói
628. **Guerra e Paz: volume 4** – Tolstói
629.(9). Shakespeare – Claude Mourthé
630. Bem está o que bem acaba – Shakespeare
631. Do contrato social – Rousseau

IMPRESSÃO:
Pallotti
GRÁFICA EDITORA
IMAGEM DE QUALIDADE

Santa Maria - RS - Fone/Fax: (55) 3220.4500
www.pallotti.com.br